HISTOIRE

DE LA

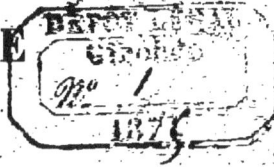

MÉDECINE A BORDEAUX

PENDANT

LES CINQ PREMIERS SIÈCLES DE L'ÈRE CHRÉTIENNE

PAR

Le Docteur G. SOUS

Médecin oculiste des Bureaux de Charité, Membre de la Société médicale d'Émulation
et de la Société des Sciences physiques et naturelles de Bordeaux,
de la Société Ophthalmologique d'Heidelberg,
Membre correspondant
de la Société Médico-Pratique de Paris, des Sociétés de Médecine de Marseille,
Poitiers, Rouen, Neufchâtel, Lisbonne.

BORDEAUX

FÉRET ET FILS, LIBRAIRES

15, cours de l'Intendance, 15

—

1874

HISTOIRE

DE LA

MÉDECINE A BORDEAUX

PENDANT

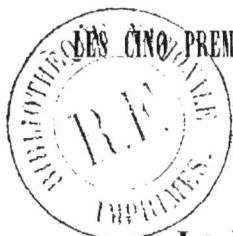

LES CINQ PREMIERS SIÈCLES DE L'ÈRE CHRÉTIENNE

PAR

Le Docteur G. SOUS

Médecin oculiste des Bureaux de Charité, Membre de la Société médicale d'Émulation
et de la Société des Sciences physiques et naturelles de Bordeaux,
de la Société Ophthalmologique d'Heidelberg,
Membre correspondant
de la Société Médico-Pratique de Paris, des Sociétés de Médecine de Marseille,
Poitiers. Rouen. Neufchâtel. Lisbonne.

BORDEAUX

FÉRET ET FILS, LIBRAIRES

15, cours de l'Intendance, 15

—

1874

Οἰκεῖον εἶναι ἰατρῷ ἱστορίαν συγγράφειν.

CALLIMORPHE, médecin.

Quand nous abordons une question médicale, nous
avons l'habitude de remonter le cours des siècles et de
nous enquérir avec sollicitude des opinions émises à une
époque reculée. Si aujourd'hui, me conformant à cette
habitude, je dirige mes regards vers le passé, ce n'est
point pour y trouver les éléments de l'historique de
telle ou telle maladie, mais seulement pour exposer
l'histoire médicale de notre ville pendant les cinq premiers siècles de l'ère chrétienne.

Caillau avait formé le projet d'écrire l'histoire de la
médecine à Bordeaux, ainsi qu'on peut le voir dans
l'*Almanach de la Société de Médecine de Bordeaux* pour
l'année 1819; mais il se borna à faire connaître son pro-
gramme et ce fut tout.

Avant d'exposer le résultat de mes recherches, je
dois manifester publiquement mes sentiments de recon-
naissance pour les Directeurs de Bibliothèque qui ont
bien voulu me fournir des renseignements et faciliter
mes recherches, MM. Mathey à Laon, le Dr Gordon à
Montpellier, MM. Messier et Rancóulet à Bordeaux, le
R. P. Quandel des Bénédictins du Mont-Cassin, Ceriani à

Milan, Lepsius à Berlin, Pluygers à Leyde, et MM. les Bibliothécaires d'Amsterdam, de Londres et du monastère de Saint-Gall.

Liste des principaux ouvrages cités :

APULÉE, *Herbarum historia*. Bâle, 1528. — AUSONE, édit. Vinet; Bordeaux, 1575. Édit. Scaliger; Heidelberg, 1587. Édit. Souchay; Paris, 1730. Édit. Jaubert; Paris, 1769. Édit. Panckouke. — BERNIER, *Essai de médecine*. Paris, 1689. — *Biographie médicale*. Paris, 1825. — BRUNET, *Notice sur Marcellus. (Actes de l'Académie de Bordeaux,* 1854.) — CHOMEL, *Essai historique sur la médecine en France*. Paris, 1762. — CLIFTON, *État de la médecine ancienne et moderne*. Paris, 1742. — DAREMBERG, *Histoire des sciences médicales*. Paris, 1870. *Dictionnaire encyclopédique des sciences médicales* (art. *Marcellus*). — DE LURBE, *De illustribus Aquitaniæ viris*. Bordeaux, 1591. — ÉLOY, *Dictionnaire historique de la médecine*. Mons, 1778. — FABRICIUS, *Bibliotheca latina*. Venise, 1728. — *Histoire littéraire de la France*, par les Bénédictins. — LE CLERC, *Histoire de la médecine*. La Haye, 1729. — MANGET, *Bibliotheca scriptorum medicorum*. Genève, 1731. — MARCELLUS, *De medicamentis liber*. Bâle, 1536. Paris, 1567. Édit. Panckouke. — MORERI, *Le Grand Dictionnaire historique*. Paris, 1712. — *Musée d'Aquitaine*. Année 1823. — O'REILLY, *Histoire de Bazas*. Bazas, 1840. — PEYRILHE, *Histoire de la chirurgie*. Paris, 1780. — PLINE, *Histoire naturelle. De re medica*. Bâle, 1708. — ROGET DE BELLOGUET, *Ethnogénie gauloise*. Paris, 1858. — SCHOELL, *Histoire abrégée de la littérature romaine*. Paris, 1815. — SPRENGEL, *Histoire de la médecine*. (Trad. Jourdan.) — *Tableau historique des gens de lettres*, par l'abbé L... Paris, 1767. — A. THIERRY, *Nouveaux Récits de l'histoire romaine au quatrième et au cinquième siècle*. Paris, 1856. — TOURNON, *Liste chronologique des médecins et chirurgiens de Bordeaux*. Bordeaux, 1799. — VAN DER LINDEN, *De scriptis medicis*. Amsterdam, 1672. — VOSSIUS, *Opera omnia*. Amsterdam, 1770.

BLANCHARD, *Lexicon medicum*. Louvain, 1754. — CALEPINI, *Dictionarium octo linguarum*. Paris, 1609. — CASTELLI, *Lexicon medicum*. Genève, 1746. — CONSTANTIN, *Lexicon græco-latinum*. Paris, 1592. — DU CANGE, *Glossarium*. Paris, 1678. — GORRÆE, *Definitionum medicarum libri*. Francfort, 1601. — JAMES, *Dictionnaire universel de médecine*. Paris, 1748. — LAVOISIEN, *Dictionnaire portatif de médecine*. Paris, 1781.

HISTOIRE

DE LA

MÉDECINE A BORDEAUX

PENDANT

LES CINQ PREMIERS SIÈCLES DE L'ÈRE CHRÉTIENNE

Bordeaux, environné de marais, suivant Strabon;
Bazas, au milieu de sables mouvants, et, suivant l'expression de saint Sidoine, semblable à une ville placée
sur la poussière; le Médoc, avec ses vastes forêts, ses
marais et ses sables; le pays vers l'Océan produisant du
millet que Strabon appelle le meilleur remède contre la
faim, tel était l'aspect de la contrée lorsque, sous le
règne de Claude (de 41 à 54), les Romains furent atteints
d'une nouvelle maladie cutanée que le peuple désigna
sous le nom de *mentagre,* parce qu'elle commençait ordi-
nairement par le menton.

Pour combattre cette maladie, qui n'était autre que la
lèpre, Rome fit venir des médecins égyptiens qui ne tar-
dèrent pas à s'enrichir. Pour le démontrer, Pline cite un
fait qui nous intéresse. Manilius Cornutus, ancien pré-
teur, et alors député de la province d'Aquitaine, offrit,
pour être guéri de cette maladie, deux cent mille ses-
terces (40,758 fr. 33 c.). Clifton, qui fait de Cornutus
un gouverneur d'Aquitaine, évalue cette somme à
1,600 livres sterling.

Cette maladie ne tarda pas à se montrer en Aquitaine, où elle était commune à la fin du premier siècle. Soranus d'Éphèse, qui vint se fixer à Rome sous le règne de Trajan, séjourna quelque temps en Aquitaine pour y soigner deux cents personnes atteintes de cette maladie. C'est Marcellus l'Empirique (chap. XIX) qui fait connaître cette particularité de la vie de Soranus et de notre histoire.

Sous la domination romaine, Bordeaux prit un nouvel essor. En 1557, dit Vinet, on trouva près de la porte Dijeaux des fondements de bains et étuves. Ces bains, institués pour conserver et rétablir la santé, dit O'Reilly, furent construits sous le règne de Caracalla (211 à 222), à l'endroit où se trouve aujourd'hui la rue du Manége.

Bordeaux possédait aussi une fontaine, la fontaine Divone, dont les eaux étaient si salutaires qu'Ausone en fait le plus grand éloge : *Medico potabilis haustu.*

Notre histoire doit beaucoup à Ausone, cependant le silence qu'il a gardé sur certains points fait éprouver des regrets et nous force à partager l'opinion des Bénédictins : « Ausone, disent-ils, déclare de même qu'il n'entend point parler — des médecins, — mais seulement des professeurs de grammaire. C'est assurément une perte pour l'histoire littéraire de la France de ce qu'il n'ait pas employé sa plume pour nous faire connaître ceux-là comme les autres. »

Les premières notions médicales ayant cours en Aquitaine ne furent probablement que l'écho de l'enseignement des Druides, sur lesquels nous n'avons que des données incomplètes, car les Druides, n'écrivant pas, confiaient leurs doctrines à la mémoire de leurs disciples.

Comment se faisaient les études médicales? En l'absence de toute école officielle ou privée, l'enseignement médical devait simplement consister à suivre la pratique d'un médecin. Ce qui le prouve, c'est une loi de Théodoric. « Lorsqu'un médecin, disait cette loi, se charge d'un élève, celui-ci doit lui donner douze sous pour son apprentissage. » La somme était peu élevée et la durée des études ne devait pas être bien longue, car, à Rome, sous Néron, Thessale de Tralles, escorté de nombreux disciples, se vantait de leur enseigner l'art de guérir en six mois.

Ce n'est que sous Charlemagne qu'on voit apparaître en France le premier enseignement officiel de la médecine. « Ce ne fut, dit Chomel, que sur la fin de ses jours, commençant sans doute à sentir les infirmités de l'âge, que Charlemagne ordonna qu'on fît étudier la médecine aux jeunes gens. Jusque-là, il paraît qu'il n'avait pas fait grand cas de cette science. » Quant à Bordeaux, sa première chaire de médecine ne fut instituée par les jurats que fort longtemps après le règne de Charlemagne.

On voit par là que, pendant les cinq premiers siècles, la médecine ne pouvait être apprise qu'en suivant la pratique d'un médecin.

Les premiers médecins de Bordeaux dont les noms soient parvenus jusqu'à nous, sont : Jules Ausone, Sibure et Eutrope, que Marcellus l'Empirique appelle ses aînés et ses concitoyens. Tous ces médecins, auteurs de traités perdus, furent élevés aux honneurs et occupèrent de hautes places dans l'empire romain, en vertu des édits de 321 et 333, qui avaient ordonné que les médecins pussent être revêtus des honneurs.

JULES AUSONE.

Né à Bazas en 286, suivant O'Reilly, en 302, suivant Jouannet, ou en 287, suivant la plupart des auteurs, Jules

Ausone vint s'établir à Bordeaux et mourut en 377, à l'âge de quatre-vingt-dix ans.

Dans ses *Idylles*, son fils, Ausone le poète, lui prête le langage suivant : « J'habitai Bordeaux ; une double curie, un double sénat me compta parmi ses membres, mais étranger à leurs travaux, je n'y participai que de nom. J'ai offert gratuitement les secours de mon art à tous ceux qui l'ont réclamé. Je fus nommé préfet de la Grande-Illyrie. J'ai vécu quatre-vingt-dix ans, sans bâton et avec l'usage de mes membres et de toutes mes facultés. »

Dans une lettre à Syagrius, le poète dit que son père étudia la médecine, et dans ses *Parentales* : « Mon père, dit-il, eut le don de prolonger la vie et de reculer le terme fatal. » On disait communément : Comme Ausone n'avait personne qui pût lui servir de modèle dans son genre de vie, de même il n'a personne qui l'imite aujourd'hui.

Jules Ausone avait un fils, nommé Avitanus, qui étudiait la médecine et mourut jeune. « Mon père, dit le poète, le nourrit des leçons de son art et il mourut à l'âge de la puberté. »

Plusieurs auteurs se sont demandé quels étaient les deux sénats dont J. Ausone était membre, question pour nous peu importante. Mais fut-il le médecin de l'empereur Valentinien Ier? Scaliger, Vossius, Fabricius, les Bénédictins, Schœll, Chomel, Caillau, Jouannet et A. Thierry admettent qu'il l'était. Scaliger, Vossius et A. Thierry disent même que, pour ce motif, il résida à la cour de cet empereur. C'est Scaliger qui a émis le premier cette opinion, mais sans la justifier. Le poète qui rappelle les titres et les dignités de son père garde à cet égard un silence qui permet de croire que J. Ausone ne fut jamais le médecin de cet empereur. De plus, l'histoire de la médecine nous a conservé le nom du médecin de cet empereur, c'était Vindicien, comte des archiâtres.

Les siècles qui nous ont précédés ne nous ont transmis aucune des œuvres de J. Ausone. Cependant, malgré les dénégations de Jaubert, il avait écrit un traité de médecine dont Marcellus fait mention. Scaliger prétend même que Vindicien avait utilisé ce traité : « Reliquit libros de re medicinâ quibus Vindicianus plurimum se adjutum fuisse testatur. » Bayle et Éloy copient Scaliger. J'ignore si Vindicien, dont les œuvres sont perdues, a eu sous les yeux le traité d'Ausone. Marcellus étant le seul auteur connu qui déclare avoir utilisé ce traité, la leçon de Scaliger me paraît erronée. Ce qu'il dit de Vindicien convient très bien à Marcellus, et je crois que, dans le texte de Scaliger, il faut lire Marcellus et non Vindicianus.

Suivant O'Reilly, Jules Ausone était le plus célèbre médecin de son siècle. « Sans s'arrêter à la méthode ni d'Hippocrate, ni de Galien, ni d'aucun autre médecin de l'antiquité, disent les Bénédictins, il s'y fraya des routes nouvelles qui eurent un heureux succès. » D'après Vinet, il ne suivait pas dans sa pratique médicale la méthode des anciens, pas plus celle d'Hippocrate ou celle de Galien que celle d'un autre.

Cette appréciation est très acceptable, car elle est amplement justifiée par une préparation que Marcellus l'Empirique signale avec beaucoup d'éloges.

Un remède incroyable et unique pour la sciatique et la goutte, dit Marcellus, est celui par lequel Ausone s'est guéri lui-même et a guéri plusieurs personnes qui ne pouvaient se remuer sans de vives douleurs et qui cependant se levaient le cinquième jour et marchaient le

septième. On le prépare ainsi : Ramassez le septième
jour de la lune des excréments d'isard. Ramassés un
autre jour de la vieille lune, ces excréments ont la même
efficacité, pourvu que le remède soit préparé le dix-
septième jour de la lune. Mettez dans un mortier une
bonne poignée de ces excréments, dont le nombre doit
être impair, et, après les avoir broyés, ajoutez-y d'abord
vingt-cinq grains de poivre concassés avec soin, puis une
hemine du meilleur miel et deux setiers de vin très
vieux. Mêlez le tout et déposez dans un vase de verre,
afin d'avoir, le cas échéant, le médicament tout prêt.
Mais pour que ce remède soit efficace, il faut le préparer
le dix-septième jour de la lune, et quand vous donnerez
ce remède, commencez un jeudi et donnez-le pendant
sept jours consécutifs, en ayant soin que le malade, en
le buvant, soit assis et regarde vers l'Orient.

Telle est la préparation d'Ausone. Pour Marcellus, elle
est si importante qu'il se croit obligé de la reproduire au
chapitre XXXIV, en la désignant alors sous le nom de
potion qui n'a pas eu d'insuccès : potio invicta. Ses effets
sont si merveilleux, dit-il, que j'ai cru devoir la trans-
crire de nouveau afin qu'elle ne puisse être ignorée de
ceux qui cherchent des remèdes contre la goutte.

En 1823, Jouannet écrivait dans le *Musée d'Aquitaine :*
« Le souvenir de J. Ausone vit encore à Bazas. Deux
fontaines, situées à un quart de lieue et au couchant de
la ville portent son nom. Il existe, à ce sujet, une tradition populaire, si l'on veut, mais que nous avons recueillie
sur les lieux, parce qu'elle a quelque chose de touchant
et de religieux. C'est, dit-on, auprès de ces fontaines
qu'assis à l'ombre des arbres qui les protégeaient alors,
Jules Ausone consultait gratuitement les pauvres habitants des Landes. » Aujourd'hui, d'après les renseigne-

ments qui m'ont été fournis par M. le Dr Dubacquié, de
Bazas, cette tradition populaire a disparu.

EUTROPE.

D'après O'Reilly, Eutrope, né à Bazas, était contemporain de J. Ausone, et, suivant Cornarius, il aurait été
médecin, puis historien, et enfin prêtre et disciple de
saint Augustin.

Eutrope était médecin à Bordeaux. Il avait écrit un
traité de médecine aujourd'hui perdu, mais mis à profit
par Marcellus. C'est tout ce que nous savons de sa carrière médicale.

Comme historien, Eutrope a écrit un abrégé de l'histoire romaine qu'il dédia à l'empereur Valens. L'auteur
de cette histoire est bien de Bordeaux, ainsi que le
démontre la lettre que lui adresse Symmaque (III, 53,
Ad. Eutropium) : « Ausonianus, vir consularis, admirator
tuus, scripto à suis ex Asià nuper allato, mutilari agros
suos qui tibi conjunguntur, accepit. » Il y a ici, comme
l'ont fait remarquer les Bénédictins, une faute des copistes. Ausone n'avait pas de propriété en Asie, mais à Bazas.

Vossius et les Bénédictins n'admettent pas, comme
Cornarius, que l'historien Eutrope doive être confondu
avec le prêtre Eutrope, disciple de saint Augustin. A ce
sujet, M. Dubois fait les réflexions suivantes : « Eutrope,
ayant vécu sous Constantin et ses fils, sous Julien, sous
Jovien et sous Valens, ne pouvait être disciple de saint
Augustin, mort sous Théodose en 430. »

SIBURE.

« Sibure, médecin célèbre par sa science et par le
rang considérable qu'il tenait dans la ville de Bordeaux,

vivait, dit Moreri, sous l'empire de Valentinien, vers l'an 370. »

Préfet du prétoire, suivant Schœll et les Bénédictins. il était l'ami de Symmaque, préfet de Rome, qui lui écrivit plusieurs lettres qui ne sont d'aucune utilité pour notre histoire médicale. Suivant les Bénédictins, Libanius lui aurait écrit aussi plusieurs lettres, mais ces lettres ne me paraissent pas avoir été adressées à notre Sibure, mais bien à ses fils, surtout à celui qui était préfet en Palestine.

Sibure mourut en 388, suivant les Bénédictins. Il avait écrit un traité de médecine que Marcellus prétend avoir lu et mis à profit pour la composition de son livre.

En 1535, Cornarius émit sur Sibure l'hypothèse suivante : Scribon Largius a écrit en grec, Sibure l'a traduit en latin et Marcellus copie cette traduction, croyant copier une œuvre originale due à la plume de Sibure. Cornarius se fonde, premièrement sur ce que Marcellus copie l'ouvrage entier de Scribon Largius sans en citer le nom et, secondement, sur ce que Scribon est cité par Galien qui n'a fait d'emprunts qu'aux auteurs grecs. L'opinion de Cornarius est erronée. Marcellus, il est vrai, ne prononce jamais le nom de Scribon, qui s'appelait Scribonius Largius Designatianus, et c'est sous le nom de Designatianus qu'il est signalé par Marcellus. L'assertion tirée de Galien a été ainsi réfutée par Sprengel : « Comme le latin de Scribonius Largus est mauvais, dit Sprengel, et que Galien cite cet auteur, bien qu'il ne rapporte jamais aucun écrivain latin, on a pensé qu'il avait écrit en grec, et qu'on le traduisit par la suite en latin. Cependant comme dans tous les temps les médecins se sont fort peu attachés à la pureté du style, il peut bien se faire que dans le siècle d'argent de la latinité, un praticien ait écrit d'une manière barbare. Au reste, la diction même prouve que l'ouvrage a été originairement composé en latin. D'ailleurs Galien n'a copié aucun auteur plus mal que Scribonius, parce qu'il ne possédait pas assez le latin. » Ajoutons à cela que, dans sa lettre à Caliste, Scribon dit qu'il a écrit en latin, *scripta mea latinia medicinalia.* Au chapitre XXIII, il emploie le mot *irrequiebili,* et, pour excuser ce néologisme, il ajoute, *ut ità dicam.* Un traducteur n'aurait pas créé une nouvelle expression. « Il paraît aussi, dit Schœll, par un passage du 23ᵉ chapitre, où, par la phrase *ut ità dicam,* il excuse un mot latin qu'il avait forgé, qu'il a originairement écrit en latin. »

On attribue aussi à Siburc un traité intitulé : *De re medicá* ou *Pliniana medica,* dont la lettre-préface est citée par Marcellus comme étant de Pline. A propos de cet ouvrage, Schœll s'exprime ainsi : « Quelques savants ont pensé qu'il est d'un certain Siburius, cité par Marcellus Empiricus, et qui est d'ailleurs inconnu, si ce n'est qu'on sait qu'en 379 il était préfet du prétoire, et que Marcellus dit qu'il était Gaulois : comme la *Pliniana medica* contient quelques mots vulgaires gaulois, on a pensé que le Siburius de Marcellus pourrait en être l'auteur. » Ces mots vulgaires gaulois se réduisent à un seul, *laurio* (I, 33), *ad fœtorem oris :* « Serpillum item herbam, quæ gallicè dicitur *laurio,* jejunus comman-duces. » Marcellus a évidemment copié ce passage, en écrivant (chap. XI) : Serpyllum herbam quam Galli gila-rum dicunt, jejunus diù commanducet cui os fœtebit. »

M. Roget de Belloguet croit aussi que Siburc est l'au-teur de ce traité. « Cet auteur, dit-il, nous apprend lui même l'époque où il écrivait, en se plaçant (IV, 29) *environ 600 ans* après Caton. » Voici ce qu'on lit (IV, 29) dans la *Pliniana medica* : « Cato tradit populum romanum, sexcentis ferè annis, medicinâ brassicâ usum. » En traduisant *sexcentis ferè annis*, par *il y a environ 600 ans*, M. Roget arrive facilement au cinquième siècle, puisque Caton mourut l'an 149 avant l'ère chrétienne. Mais, ainsi qu'on peut le voir dans l'*Histoire naturelle* de Pline (XX, 33) et dans Macer Floridus, ces mots veulent dire que, *pendant 600 ans environ*, le peuple romain employa le chou comme médicament. Ces mots ne peuvent donc servir à fixer la date de cet ouvrage.

Sibure n'est donc ni le traducteur latin de Scribon, ni l'auteur de la *Pliniana medica*. Son traité de médecine, signalé par Marcellus, est perdu.

MARCELLUS L'EMPIRIQUE.

Marcellus, surnommé l'Empirique, pour ne pas le confondre avec Marcellus de Sida, était né à Bazas ou à Bordeaux, et rien ne prouve qu'il fut le parent de Jules Ausone, comme l'a prétendu Jaubert.

Symmaque adresse la lettre suivante à un Marcellus (IX, 23) : « Requirunt te per Hispanias aliæ litteræ meæ. Illic te degere ob rei familiaris amplitudinem didiceram. Postquam te in avitis pœnatibus ociari constantior fides attulit, egi huic errori gratias. » Si cette lettre est adressée à notre Marcellus, elle prouverait qu'il était issu d'une famille espagnole.

Le poète Ausone parle d'un Marcellus, fils de Marcellus qui, né à Bordeaux, avait été professeur de grammaire à Narbonne. D'après Vinet, ce Marcellus pourrait être le fils de Marcellus l'Empirique. Pour De Lurbe, Jouannet et O'Reilly, le doute n'est pas permis, le grammairien était fils du médecin. « Quelques écrivains, dit M. Corpet, prétendent que ce grammairien était fils de Marcellus le médecin, ce serait plutôt le médecin qui serait fils du grammairien, car celui-ci était mort depuis quelques années quand Ausone faisait son éloge, vers 386, au lieu que Marcellus n'écrivait qu'au commencement du cinquième siècle, et ne commença à être célèbre que vers l'an 395. » Avant M. Corpet, les Bénédictins avaient tenu le même langage.

Les Bénédictins placent la mort de Marcellus en 408. Cette date est peu probable, puisqu'en cette année il n'a pu écrire son livre, car l'avénement de Théodose le Jeune est de l'année 408, et Marcellus a écrit sous ce règne.

Voici les renseignements qui ont été fournis sur Marcellus :

DE LURBE : Marcellus, *Burdigalensis medicus*. « Marcellus, médecin bourdelais, qui dédia à Gratien son livre des médicaments. »

VAN DER LINDEN : « Marcellus, Burdigalensis medicus, empiricus et philosophus gallus. » Manget copie Van der Linden.

BERNIER : « Marcellus fleurissait à peu près du temps de Némésius. Il naquit à Bordeaux et était, si l'on en croit Scaliger, pyrrhonien de secte, c'est pour cette raison, dit ce savant critique, que, n'osant pas faire profession d'aucune science, il se fit appeler Empirique. »

MORERI : « Marcellus, médecin de Bordeaux, vivait du temps de Théodose, l'an 388. »

FABRICIUS : « Marcellus, de Bordeaux, vulgairement appelé Empirique, était archiâtre du grand Théodose. »

LE CLERC : « Marcellus était de Bordeaux. On le range parmi les médecins, puisqu'il a écrit de la médecine, quoique sa préface puisse faire douter qu'il ait été effectivement médecin... Nous avons fini par Marcellus, qui vivait à Rome sous Théodose. »

Histoire littéraire de la France : « Si Marcel porte le titre de médecin, il paraît que c'est moins pour avoir professé la médecine que pour avoir écrit sur certains remèdes qu'elle emploie dans ses cures. Marcel était Gaulois, et de la ville même de Bordeaux, selon plusieurs auteurs. »

Clifton : « Sextus Empiricus a été le seul empirique un peu fameux avant le temps de Galien et après lui. Marcellus qui vivait à Rome sous l'empire de Théodose. »

Chomel : « Marcel, aussi de Bordeaux, maître des offices sous les empereurs Théodose et Arcadius, était médecin. »

Tableau historique des gens de lettres : « Il est fort douteux que Marcel ait jamais exercé la médecine, quoiqu'il eût beaucoup écrit sur cet art. Marcel ne mourut que sous l'empire de Théodose le Jeune. »

Éloy : « Marcel était de Bordeaux. Il fut maître des offices de Théodose et Arcadius et vécut jusqu'au règne de Théodose le Jeune. Il ne paraît pas que Marcel ait fait une étude particulière de la médecine, mais il se mêlait de cette profession, comme tant d'autres, sans la trop savoir. »

Tournon : « Jean Cornarius publia l'ouvrage de Marcel, qui avait été archiâtre de Théodose le Grand et son maître d'offices. »

Peyrilhe : « Marcellus était de Bordeaux et vivait à Constantinople à la fin du quatrième siècle, sous Théodose le Grand, dont il fut archiâtre ou médecin. »

Schœll : « Marcellus, surnommé Empiricus, était né à Bordeaux, et médecin de Théodose le Grand. »

Sprengel : « Marcellus de Bordeaux, surnommé Empiricus, était *archiater et magister officiorum* sous le règne de Théodose Ier, mais il fut privé de sa charge par le successeur de ce prince. »

Percy : « Marcellus, surnommé Empiricus, ou l'Empirique, naquit à Bordeaux et fut *archiater et magister officiorum*, sous le règne de Théodose le Grand, l'an 388. »

Jouannet : « Marcellus, surnommé l'Empirique, premier médecin de Théodose, passe pour avoir reçu le jour dans cette ville (Bordeaux). Il existe de lui un livre dédié aux enfants de Théodose, sous le titre : *de Empiricis.* »

BIOGRAPHIE MÉDICALE : « Marcel était de Bordeaux. Il vécut en Orient, à la cour de Théodose le Grand, d'Arcadius et de Théodose le Jeune, sur la fin du quatrième siècle et au commencement du cinquième. Tout porte à croire qu'il n'avait pas fait une étude particulière de la médecine et qu'il n'écrivit sur cet art qu'en amateur, à la manière de Caton, pour donner à ses enfants les moyens de se passer de médecins. Il n'était pas archiâtre de Théodose le Grand, comme l'ont dit quelques biographes. »

O'REILLY : « C'était aussi un Bazadais que ce Marcellus, premier médecin de Théodose le Grand. »

BRUNET : « Marcellus, né à Bordeaux, vers le milieu du quatrième siècle, se consacra à l'étude de la médecine et parvint aux plus grands honneurs à la cour impériale. Il remplit auprès de Théodose le Grand la charge importante de *magister officiorum.* Il fut en haute faveur auprès d'Arcadius et de Théodose le Jeune. Valentinien le choisit pour son premier médecin. On manque de notions précises sur l'époque de sa mort. Il laissa divers ouvrages, un seul est parvenu jusqu'à nous, il est intitulé : *De medicamentis.* »

NOUVELLE BIOGRAPHIE : « Marcellus, médecin latin, né à Bordeaux. On prétend qu'il fut maître des offices sous Théodose le Grand. Il n'est pas sûr qu'il fût médecin, quoiqu'on l'appelle quelquefois *archiater.* »

AM. THIERRY : « Cet homme de bien se nommait Marcellus. Né à Bordeaux et venu à Constantinople comme médecin de Théodose, il y avait embrassé la carrière administrative qu'il quitta sans regret sous l'administration nouvelle. L'estime générale le vengea. Retiré dans sa famille, Marcellus reprit ses études favorites et composa, pour l'instruction de ses enfants, un recueil de recettes médicales que nous possédons encore. »

CH. DAREMBERG : « Marcellus était maître des offices, mais ne fut jamais médecin. Il a écrit sur la médecine comme amateur, compilant çà et là et empruntant beaucoup à la médecine populaire

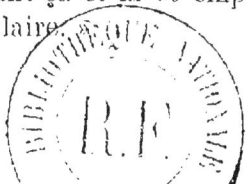

2

Voilà bien des données contradictoires. Marcellus était-il médecin? oui suivant les uns, et non suivant les autres. Pour répondre à cette question, les auteurs se sont bornés à tirer leurs preuves de l'ouvrage de Marcellus. Les lettres suivantes de Libanius, son contemporain, jettent le plus grand jour sur cette question.

LIBANIUS A BASSUS : « Honoratus, cet excellent jeune homme, était atteint d'une maladie qui, depuis dix mois, traînait en longueur et qui, pendant ce temps, résistait à la science des médecins. Honoratus étant notre fortune publique, la crainte de le perdre empêchait la ville de dormir. Mais déjà le vertueux Marcellus a fait diminuer le mal et, ce qui vaut mieux que l'espérance, Honoratus commence à se servir de ses pieds. »

LIBANIUS A STRATÉGIUS : « Mon mal de tête est survenu de nouveau avec une telle intensité que Marcellus craignait ne pouvoir s'en rendre maître. Le médecin a eu néanmoins le dessus, mais sa victoire n'est pas complète, car maintenant la maladie et la science se livrent un rude combat. »

LIBANIUS A MODESTE, préfet à Constantinople : « Ils sont dignes d'éloges ces efforts par lesquels tu préserves les villes et en éloignes la peste. Je crois que cette peste a été chassée par ta fermeté, par la science de Marcellus, et par le secours des Dieux. »

LIBANIUS A HYGIENUS, archiâtre à Constantinople : « Libanius, consultant ce médecin et lui faisant connaître les moyens qu'il a employés, signale que, sur le conseil de Marcellus, il a pris la potion appelée *Hiera.* »

LIBANIUS A ANATOLE : « Tu connais sans doute Marcellus à cause de sa science et surtout à cause de ses vertus, car il est aussi bon médecin qu'il est vertueux. Tu connais certainement son savoir par les personnes qu'il a guéries, et plût au ciel que tu connusses ainsi le savoir de tous les médecins! Quant à moi, je le connais à cause des maladies dont il m'a sauvé, alors que j'étais comme englouti par elles. S'il n'avait pas calmé ma douleur de tête, ou bien je serais mort, ou bien, si j'avais vécu, j'aurais regretté de ne pas être mort. Chaque habitant de notre ville pourrait rappeler de pareils bienfaits de Marcellus, qui soigna chaque individu, en luttant contre les accès de la maladie, si bien que, lorsqu'il était valide, les malades étaient pleins d'espérance, et que lorsqu'il était souffrant, malades et bien portants éprouvaient la même crainte. A un âge avancé, Marcellus est enfin devenu père, après avoir ardemment désiré ce nom et supplié les Dieux. Ses enfants sont un présent d'Esculape.»

On voit par ces lettres de Libanius que Marcellus a exercé la médecine à Constantinople : « Son habileté, dit M. Corpet, ses succès nombreux firent du bruit dans le monde; les services qu'il rendit, dans plusieurs maladies graves, à quelques familles considérables par leur opulence ou leur crédit, attirèrent sur lui, non moins que la renommée de son mérite et de sa probité, les regards de l'Empereur. » Marcellus fut appelé aux fonctions administratives, il devint maître des offices et peut-être, avant d'être élevé à cette dignité, fut-il le médecin de Théodose.

Si l'on rapproche l'appréciation de Libanius (il est aussi bon médecin qu'il est vertueux) de celle de Suidas, qui fait de Marcellus un monde de toutes sortes de vertus et même la vertu en personne, on comprendra qu'aux yeux de ses contemporains, Marcellus devait être un célèbre médecin, mais la postérité a été plus sévère. Jugeant Marcellus sur son livre des médicaments, elle lui a donné le surnom d'Empirique.

Nous avons de Marcellus un traité intitulé : *Liber de Medicamentis*. Cet ouvrage, édité à Bâle en 1536 par Cornarius, était imprimé en 1547, à Venise par les Alde et à Paris par Estienne.

En 1672, Van der Linden signala l'existence d'un

manuscrit de Marcellus entre les mains de Vossius, et Ch. Daremberg a pu consulter le manuscrit d'après lequel Cornarius publia son édition.

Dans le *Dictionnaire encyclopédique des sciences médicales*, Ch. Daremberg s'exprime ainsi : « Son ouvrage qui a pour titre : *De medicamentis*, a été publié pour la première fois en 1536, à Bâle, par Cornarius, d'après un manuscrit fort ancien que j'ai eu la bonne fortune de retrouver, ce qui m'a permis de constater que l'éditeur avait, suivant la coutume du seizième siècle, trop changé le latin de la décadence en latin de la renaissance. » Dans son *Histoire des sciences médicales*. « J'ai retrouvé, dit Ch. Daremberg, le très ancien manuscrit, dixième siècle, sur lequel a été faite l'édition princeps de Bâle, en 1536, manuscrit dont personne n'a jamais parlé. Ce manuscrit, et corrigé et souvent trop rajeuni par le célèbre Cornarius, a servi de copie aux imprimeurs. La nouvelle collation que j'ai faite n'est pas sans importance pour les formules magiques sur lesquelles Grimm et Pictet ont disserté avec tant d'érudition. »

C'est à tort que Ch. Daremberg prétend que le manuscrit de Marcellus n'a pas été signalé. Van der Linden, Fabricius et Manget en parlent. Vossius ayant été professeur à Amsterdam, je pensai que le manuscrit devait être dans la Bibliothèque de cette ville, et j'adressai la lettre suivante au Directeur de cette Bibliothèque :

Mihi propositum est componere res gestas à Marcello Empyrico, qui, Burdigalensis medicus et clarens, an. CCCLXXXVIII, medicinale opus excudit, supremis suis annis. Apud Van der Linden legitur : Exstat manuscriptus Marcelli in Bibliothecâ Vossii. Idem perhibent Fabricius et Mangetus. Carolus Daremberg, cujus mortem docti lugent, affirmat se legisse manuscriptum quo usus est Cornarius ad impressionem libri Marcelli, sed locum in quo invenitur ille manuscriptus, non facit notum. Ni fallor, ille manuscriptus in publicâ Amstelodami Bibliothecâ forsan exstat, ità esse prorsus existimo, quamvis sit mihi parùm certum de eâ re. Me ab errore potes avertere. Nisi esset falsa mea sententia, ad me scribas velim, quæ tibi notabilia videntur in illo manuscripto. Ex opinione Fabricii, opus Marcelli sæpè à Cornario interpolatum est. Multæ sunt græcæ formulæ quas non potui in pristinum statum restituere, quamvis usus sim editionibus Cornarii et Stephani. Omnes tuas animadversiones accipiam grato animo et tuo nomine publicabo. Batavorum linguæ ignarus, latinè scripsi. »

Les directeurs de la Bibliothèque d'Amsterdam me répondirent qu'ils ne possédaient pas ce manuscrit. Une partie des manuscrits de Vossius ayant été transférée à Leyde, je m'adressai à M. Pluygers, qui m'informa que la Bibliothèque de Leyde ne possédait pas ce manuscrit, en me faisant remarquer que, pendant que la collection de Vossius était en Angleterre, les ayants-droit avaient pu en aliéner une partie. Je m'adressai donc en Angleterre, d'où l'on me renvoya à Leyde, et j'ai dû renoncer à rechercher le manuscrit de Vossius, qui est fort probablement celui dont parle Ch. Daremberg.

La Bibliothèque de Laon possède un manuscrit incomplet du neuvième siècle. Ce manuscrit, provenant de la Bibliothèque de la cathédrale de Laon, n'est pas celui de Vossius. Suivant M. Mathey, qui a eu la complaisance de collationner quelques passages pour moi, ce manuscrit est très défectueux. « Il n'est pas difficile de voir, m'écrit M. Mathey, que le copiste n'entendait pas le grec et ne comprenait pas le latin. » Ce manuscrit commence par la lettre de Designatianus et finit aux mots : « Spinam ex pede vel quâcumque corporis parte » du chap. XXXIV.

On m'avait indiqué un manuscrit à Berlin, mais la Bibliothèque de cette ville n'en possède aucun.

En Allemagne, Grimm a lu à l'Académie de Berlin ·

deux travaux sur les formules celtiques de Marcellus, le premier en 1847 et le second en 1855. Je n'ai pu me procurer ces deux travaux. Dans les *Actes* de l'Académie de Bordeaux, M. Brunet a donné un résumé du premier de ces travaux, et, dans son *Ethnogénie gauloise,* M. Roget de Belloguet a consacré plusieurs pages aux travaux de Grimm et Pictet.

La pièce de vers latins qui se trouve à la fin de l'ouvrage de Marcellus a été reproduite dans plusieurs collections intitulées : *Poetæ minores.*

Comme traduction française, M. Ch. Daremberg en signale une qui m'est inconnue. « Une traduction française partielle a été donnée, en 1582, par Ant. du Moulin. » En 1845, dans la seconde série de la Bibliothèque latine-française de Panckouke, on trouve la traduction de la lettre de Marcellus à ses fils et celle des vers qui sont à la fin du livre.

A quelle époque Marcellus a-t-il écrit son livre des médicaments ?

Suivant De Lurbe, Marcellus a publié son ouvrage sous Gratien et Théodose : « Edidit tempore Gratiani et Theodosii. » Le 19 janvier 379, Gratien s'associe Théodose, et meurt à Lyon le 25 août 383. Marcellus aurait donc écrit dans l'intervalle compris entre ces deux dates. Van der Linden et Manget ne donnent pas de date précise. Van der Linden, écrivant en 1671, dit que l'ouvrage de Marcellus a été publié environ douze cents ans auparavant.

Dans l'Histoire des Bénédictins, on trouve des données contradictoires. « Marcel dédia son recueil de remèdes à ses propres enfants, et ne le publia que sous l'empire de Théodose le Jeune, vers les premières années du cinquième siècle. » — « Année 403, Marcel l'Empi-

rique publie son recueil de remèdes. » Si Marcellus a
publié son livre sous Théodose le Jeune, appelé au trône
en 408, il n'a pu le publier en 403, cinq ans auparavant.

Bernier s'exprime ainsi : « Il est certain que Marcel
fit un livre des médicaments, confirmés par l'expérience,
qu'il dédia au jeune Théodose. » Marcellus écrivit pour
ses fils, et ne dédia nullement son ouvrage à Théodose
le Jeune ; mais en parlant de dédicace à cet empereur,
Bernier implique l'idée que Marcellus a écrit sous cet
empereur.

S'adressant à ses fils, Marcellus s'intitule : *vir illuster
ex mag. offi. Theodosii senis.* S'il avait écrit sous le règne
de Théodose le Grand, mort le 17 janvier 395, il n'aurait
pas employé l'expression de Théodose l'Ancien, qui alors
n'avait aucune raison d'être. Le 1er mai 408, Théodose II
succédait à Arcadius, son père. Ce n'est qu'à partir de
cette époque qu'est justifiée la dénomination de Théodose
l'Ancien par opposition à celle de Théodose le Jeune.
En me fondant sur cette observation, je crois que l'ouvrage de Marcellus n'est pas antérieur à l'an 408.

Marcellus était maître des offices, ainsi qu'on peut le
voir dans le Code de Théodose, où se trouvent des rescrits qui lui sont adressés en cette qualité. En tête de
son ouvrage, il prend aussi ce titre.

Son livre est dédié à ses fils. La lettre qu'il leur écrit
est certainement la meilleure partie de tout l'ouvrage, à
cause des nobles sentiments qu'elle contient. Cette lettre
est ainsi traduite par M. Dubois :

« Marcellus, personnage illustre, ex-maître des offices
de Théodose l'Ancien, à ses fils, salut. Imitant l'exemple
de ces hommes zélés qui, bien qu'étrangers aux règles de
la médecine, ont néanmoins porté de ce côté leurs nobles

sollicitudes, j'ai écrit, d'après les empiriques, avec l'exactitude et le soin dont je suis capable, ce livre qui renferme des préparations de remèdes physiques fondés sur le raisonnement et des observations recueillies de part et d'autre, car toutes les recettes utiles à la santé comme à la guérison des hommes qui m'ont été enseignées par d'autres, ou dont l'efficacité m'a été démontrée par l'expérience, ou que mes lectures m'ont fait connaître, toutes ces notes éparses et détachées, je les ai recueillies, et comme Esculape, les membres déchirés de Virbius, je les ai rassemblées en un seul corps. Outre les anciens traités sur l'art de guérir, écrits seulement en latin, tels que les ouvrages des deux Pline, d'Apulée, de Celse, d'Apollinaire, de Designatianus et de quelques autres plus voisins de notre époque, personnages illustrés par les honneurs, nos concitoyens et nos aînés, tels que Sibure, Eutrope et Ausone, que j'ai consultés et mis à profit, les paysans et les gens du peuple m'ont appris encore plusieurs remèdes simples et dus au hasard, mais éprouvés par l'expérience. Je me suis fait un précieux devoir, car je connais les besoins de l'infirmité humaine, fils bienaimés, d'employer mon travail et mes veilles à vous transmettre ces instructions, et je prie avant tout la divine miséricorde que vous ne sentiez jamais la nécessité, pour vous ou pour les vôtres, de recourir à ce recueil ; mais que pourtant, si vous vous trouvez forcés de pourvoir à votre conservation et d'affermir votre santé, vous rendiez grâce alors à mon travail, à mon zèle, qui vous procurera, sans l'intervention du médecin, les secours nécessaires et la guérison. Ces bienfaits de la science, vous devez, par un sentiment d'amour réciproque et de charité humaine, les communiquer à tous les malades, amis, connus ou inconnus, et surtout aux étrangers et aux pauvres, parce que l'assistance qu'on prête à un hôte malade, à l'étranger, à l'indigent, est plus agréable à Dieu et plus honorable aux yeux des hommes. Je vous recommande expressément, quand vous aurez des remèdes à préparer, de ne point les composer sans appeler un médecin, de peur de négligence ou de légèreté. Car bien que j'aie désigné avec la plus grande attention la nature des drogues et leur dose pour chaque remède, bien que j'aie placé en tête de ce livre les signes des mesures et la valeur des poids d'après la tradition des Grecs et la pratique des anciens médecins, et que j'aie donné cette explication non seulement en lettres, mais en grec, néanmoins il est important que ces mesures soient vérifiées par de plus habiles et souvent corrigées, et que les remèdes, une fois composés ou préparés, soient tenus toujours cachetés, car un accident imprévu ou les efforts secrets de la malveillance pourraient altérer ces préparations bienfaisantes et régulières, faire du remède un poison, d'un mélange salutaire une combinaison mor- telle, et on accuserait la médecine quand la prudence seule aurait été en défaut. En résumé, la composition de mes recettes est bonne, mais j'ai dû vous avertir, que cela suffise, c'est à vous de songer à votre santé et à mes recommandations. J'ai ajouté à cet ouvrage, pour qu'il fût complet, les lettres de ceux dont le zèle m'a servi d'exemple, comme je l'écrivais tout à l'heure ; leur lecture pourra vous donner du goût pour une science nécessaire et des ressources pour votre conservation. Je me suis aussi amusé à présenter par ordre, en quelques vers, la liste des mixtions et des substances. Ce n'est pas que les vers prêtent quelque valeur au sujet, mais le lecteur qui consultera cet ouvrage se laissera charmer par la poésie et séduire par mes souhaits pour son bonheur. J'ai placé cet opuscule à la fin de ce livre pour clore, par un écrit de ma façon, ce recueil rédigé par mes soins, et en même temps pour que les nombreux feuillets qui le recouvrent cachent aux yeux cet enfantillage. »

Les ouvrages que Marcellus dit avoir consultés sont · 1° les deux Pline, c'est-à-dire Pline le naturaliste et le traité *De re medicá* ou *Pliniana medica*. 2° Apulée, *Historia herbarum*, imprimé à Bâle en 1528. 3° Celse. Marcellus ne me paraît avoir mis à grand profit les œuvres que nous connaissons de C. Celse. 4° Apollinaire.

Je n'ai pas eu cet auteur sous les yeux. 5° Designatianus est l'auteur· que Marcellus a le plus copié, c'est Scribonius Largus Designatianus. 6° Les ouvrages perdus de J. Ausone, Eutrope et Sibure.

Telle est la lettre par laquelle Marcellus inaugure son ouvrage. « A cette introduction, dit Sprengel, succèdent différentes lettres que l'on reconnaît sans peine être l'ouvrage d'un moine des siècles de la barbarie, telles que celles d'Hippocrate à Mécène et au roi Antiochus. » Schœll partage cette opinion.

Les lettres citées par Marcellus sont au nombre de sept : 1° Largus Designatianus à ses enfants; 2° Hippocrate au roi Antiochus; 3° Hippocrate à Mécène; 4° Pline à ses amis; 5° Cornelius Celsus à Caliste; 6° Cornelius Celsus à Publius Natalis; 7° Vindicien à l'empereur Valentinien.

Je crois que toutes ces lettres ont été introduites dans le texte par Marcellus lui-même. Il dit bien qu'il n'a reproduit que les lettres des savants qu'il a consultés et des savants qui ont écrit en latin. Parmi les ouvrages qu'il a parcourus, il ne mentionne nullement Hippocrate, qui écrivit en grec. Cette circonstance semble militer en faveur de l'opinion de Sprengel ; mais Marcellus emprunte la lettre d'Hippocrate à Designatianus, qui l'avait traduite du grec en latin.

Ces lettres d'Hippocrate sont évidemment apocryphes. si on les attribue à cet auteur. La lettre d'Hippocrate au roi Antiochus est empruntée par Marcellus à Designatianus, qui la traduisit en consultant ses souvenirs, car, en faisant la traduction latine, Designatianus n'avait pas le texte grec sous les yeux; c'est ce qu'il dit lui-même dans sa lettre à ses fils. Cornarius attribue ces deux lettres d'Hippocrate à Dioclès de Cariste, qui vivait au quatrième siècle avant l'ère chrétienne, et que Plin compare à Hippocrate. L'opinion de Cornarius est acceptable en partie. La première lettre est bien de Dioclès, car elle est citée par Paul d'Égine (I, 100) comme ayant été écrite au roi Antigone. Il y a naturellement quelques nuances entre les deux textes, ce qui s'explique facilement si l'on songe que Paul d'Égine avait sous les yeux le texte original, tandis que Designatianus traduisait de mémoire. La seconde lettre à Mécène a été, suivant Fabricius, publiée à Nuremberg sous le nom d'Antonius Musa, et Vossius dit que quelques auteurs l'attribuent à Musa, ce qui est vraisemblable.

La lettre de Pline à ses amis se trouve en tête d'un ouvrage intitulé *De re medicâ,* attribué par quelques auteurs à Pline Valerianus, médecin qui vivait peu de temps après Pline le naturaliste. Dans sa lettre à ses fils, Marcellus, parlant des deux Pline, semble avoir désigné Pline le naturaliste et Pline l'auteur du *De re medicâ,* aux ouvrages desquels il a fait, du reste, de nombreux emprunts. Le Clerc admet qu'un auteur inconnu fit un résumé des œuvres de Pline le naturaliste et l'intitula *Pliniana medica,* et il ajoute : « Il se peut que le copiste de Pline eût déjà écrit du temps de Marcellus, et que celui-ci l'ait pris pour un second Pline. »

Des deux lettres de Celse, la première est littéralement celle de Scribon à Caliste, affranchi de Claude suivant Pline et Tacite, et protecteur de Scribon. Manget prétend que ces deux lettres sont de Caliste; je ne pense pas que Caliste, occupé des intrigues de cour, ait jamais songé à traduire en latin des œuvres médicales grecques; car, dans la lettre à Natalis, Celse annonce qu'il a traduit deux livres de médecine grecs que Natalis lui avait envoyés. On s'est fondé sur cette seconde lettre pour soutenir que l'ouvrage de Celse que nous avons

n'était qu'une traduction d'ouvrages grecs perdus.
« Plusieurs savants, dit Le Clerc, ont cru que les ouvrages que nous avons de Celse ne sont qu'une traduction
de quelque auteur qui avait écrit en grec. Ils tirent cette
conséquence d'une lettre qu'on attribue à Celse et qui
est adressée à un certain Publius Natalis, et dans laquelle
l'auteur ne se dit point médecin, mais parle seulement
de sa traduction. Mais outre que cette lettre ne fait point
mention des livres que nous avons, elle ne sent point le
style de Celse, non plus qu'une autre qu'on lui attribue
aussi et qui est la même qui se trouve au devant du
livre de Scribon Largius. » Cornarius et Fabricius attribuent ces deux lettres à Scribon. Comment se fait-il que
ces deux lettres de Scribon soient sous le nom de Cornelius Celsus? Marcellus a copié en entier l'ouvrage de
Scribon, et la lettre à Caliste fait partie de l'ouvrage de
Scribon. Je ne puis m'expliquer cette particularité. Est-ce
une faute des copistes?

La lettre de Vindicien à Valentinien est ainsi jugée
par Sprengel : « La lettre à cet empereur, que l'on con-
naît sous le nom de Vindicien, paraît être supposée, car
elle ne contient que l'histoire d'une cure, dans un style
fort abject. Il était d'usage dans le moyen âge que les
élèves composassent sous le nom des personnages de
l'antiquité, des lettres et discours regardés comme exer-
cices scolastiques. C'est à cette coutume que nous
devons la correspondance d'Hippocrate et de Démocrite.
L'épître de Vindicien paraît avoir la même origine. »
Je serais tenté de rattacher à cette origine la lettre de
Vindicien à son neveu Pentadius, dont il existe un manuscrit à la Faculté de médecine de Montpellier et deux
du neuvième siècle au monastère de Saint-Gall; mais je
me demande comment un copiste serait allé choisir, au

neuvième siècle, l'ouvrage de Marcellus pour y glisser une lettre fausse de Vindicien, surtout si l'on songe que Vindicien veut prouver à l'empereur que la médecine est une bonne chose, et que Marcellus dit à ses fils qu'il cite des lettres dont la lecture pourra leur donner du goût pour une science nécessaire. Le faussaire, comme on le voit, aurait eu la main heureuse, et, en général, les faussaires du moyen âge n'ont pas toujours cette qualité.

Marcellus annonce qu'il a clos son livre par quelques vers, et, en effet, on trouve à la fin soixante-dix-huit hexamètres, dont les premiers ayant seuls un intérêt pour nous, sont ainsi traduits par M. Baudet : « Ce que Phœbus découvrit à son fils et Chiron à son élève Achille ; ce que Podalire et Machaon apprirent de leur père, qui jadis, sous la forme d'un serpent, vint à Rome fixer sa demeure dans le temple élevé sur le sommet du mont Palatin ; ce qu'enseignèrent et le vieillard de Cos et le philosophe d'Abdère, *enfin, ce que l'homme doit à l'étude, à la réflexion ou à la simple expérience,* toutes ces traditions, tous ces préceptes, toutes ces découvertes sont autant de voix qui ont dicté les pages salutaires de ce livre. Ce livre vous apprendra donc avec quelle circonspection il faut, dans l'emploi des remèdes, étudier le temps, la maladie, l'âge du malade, soit qu'on ait recours aux propriétés des plantes ou à la puissance magique des paroles qui, *comme on n'en saurait douter, ont des vertus secrètes et merveilleuses pour conjurer les fléaux du corps.* »

L'auteur de ces vers connaissait mieux l'histoire ancienne que l'ouvrage de Marcellus. Il parle des enseignements de Chiron à Achille, qui, d'après Xénophon et Pline, était un de ses disciples, et, dans l'Iliade, Achille est signalé comme le plus célèbre des disciples de Chiron. Podalire et Machaon étaient fils d'Esculape, et, d'après Xénophon, élèves de Chiron. Pour la métamorphose d'Esculape en serpent, il faut se rappeler qu'une épidémie ayant eu lieu à Rome, on envoya des ambassadeurs consulter l'oracle d'Épidaure. Les ambassadeurs ayant exposé leur demande, un serpent sortit du temple et vint se placer dans le vaisseau des romains. Le vaisseau arrivé dans le Tibre, le serpent sauta dans l'île et s'y roula sur lui-même. Les Romains virent dans ce fait l'indication que le dieu voulait être adoré dans ce lieu, et ils y firent élever un temple en l'honneur d'Esculape.

La traduction de M. Baudet laisse à désirer : *ce que l'homme doit à l'étude, à la réflexion ou à la simple expérience,* ne traduit nullement ce vers :

> Quod logos aut methodos, simplexque empirica pangit,

qui signifie : *ce que la magie, la méthode et le simple empirisme louent.*

Celse nous apprend que, de son temps, les médecins étaient divisés en deux classes : ceux qui suivaient la méthode et ceux qui s'appelaient empiriques. Les uns et les autres avaient recours aux agents physiques ; les premiers étudiaient l'anatomie et essayaient de se rendre compte de l'action des médicaments ; les seconds négligeaient l'anatomie et prétendaient que la nature est incompréhensible. A côté de ces deux classes, il faut placer les goëtes qui se bornaient à soigner les malades par la parole, λόγος, c'est-à-dire par des formules magiques ; ce vers

> Quod logos aut methodos, simplexque empirica pangit,

désigne donc l'ensemble des trois méthodes alors usitées

pour le traitement des maladies : la magie, la méthode et l'empirisme.

M. Baudet traduit : « Soit qu'on ait recours aux propriétés des plantes ou à la puissance magique des paroles qui, comme on n'en saurait douter , ont des vertus secrètes et merveilleuses pour conjurer les fléaux du corps. » Les vers latins sont les suivants :

> Gramine seu malis ægro præstare medelam,
> Carmine seu potius, namque est res certa saluti
> Carmen, ab occultis tribuens miracula verbis.

La fin doit être traduite : la magie, mode certain de guérison, produisant des miracles par des paroles occultes.

Ces vers sont-ils de Marcellus? En 1566, Robert Constantin publia les œuvres de Serenus Samonicus et inséra ces vers à la suite, comme étant de Serenus. Barth les a trouvés dans un manuscrit de Vindicien, auquel il les attribue. « On soupçonne même, dit Schœll, que les soixante-dix-huit vers qui terminent l'ouvrage de Marcellus sont la péroraison du poème de Samonicus. » Fabricius, Souchay et Le Clerc partagent cette opinion. « Vindicianus, dit Le Clerc, avait aussi écrit en vers touchant la médecine. Ce sont les vers qui se trouvent à la fin du livre de Marcellus Empiricus et que Robert Constantin attribue à Serenus Samonicus. Il semble, en effet, que ces vers sont comme une péroraison ou conclusion du poème de ce dernier. » Pour Du Cange et Vossius, ces vers sont de Vindicien.

J'ignore où se trouvent les manuscrits utilisés par Constantin et par Barth. Les quatre manuscrits de Serenus, de la bibliothèque de British-Museum, ne contiennent pas ces vers, ils se terminent comme dans l'édition Étienne.

« Mais Marcellus, dit M. Corpet, on l'a vu, avoue de bonne foi ses plagiats; or, quand il dit que ces vers sont de lui, on peut, malgré quelques manuscrits, le croire sur parole. » Le langage de Marcellus démontre qu'il avait terminé son livre par des vers, ce qui ne veut pas dire que ceux que nous possédons soient de lui. Cette pièce de poésie peut avoir été perdue et remplacée. A mon avis, ces vers ne sont pas ceux que Marcellus a dû écrire pour clore son traité.

Marcellus dit qu'il a composé son livre d'après les empiriques et son livre le démontre amplement. Comment aurait-il pu écrire ce vers :

Quod logos aut methodos, simplexque empirica pangit?

Comment aurait-il pu écrire que son livre contenait les enseignements de la méthode, lui qui n'a pas l'air de se douter de l'existence de ce genre de médecine ? Comment aurait-il pu écrire :

Carmen ab occultis tribuens miracula verbis,

lui qui avait donné des formules magiques ayant un sens connu, sens non compris par les copistes qui ont dénaturé à loisir la plupart de ses expressions? Il ne pouvait parler de paroles occultes. Les Bénédictins ont bien dit : « Il semble aussi que Marcel y a inséré d'autres choses obscures, à dessein d'y faire attacher quelque vertu secrète et cachée. » Mais M. Brunet est plus dans le vrai en tenant le langage suivant : « Les formules qu'il veut qu'on récite afin de faciliter la guérison de telle ou telle maladie, sont de véritables phrases en idiome de l'époque, mais l'ignorance des copistes et des imprimeurs les ont si bien défigurées qu'il est difficile d'en opérer une restitution satisfaisante. On se tromperait cependant en supposant que Marcellus eût eu recours à ces langues factices imaginées par les démonologues et qui ne paraissent s'être introduites que bien des siècles après. »

Enfin, comment Marcellus aurait-il pu écrire :

Quod Cous docuit senior,

lui qui déclare n'avoir mis à profit que les ouvrages seulement écrits en latin? Or, à l'époque où il écrivait, Hippocrate n'avait pas été traduit en latin; il n'avait donc pas consulté les œuvres du vieillard de Cos et ne pouvait prétendre à en donner les enseignements.

Ces vers ne sont donc pas de Marcellus. Ceux qu'il avait écrits ont été perdus, et on les a remplacés par ceux d'un autre auteur.

J'arrive maintenant à l'ouvrage de Marcellus, ouvrage qui a valu à son auteur le nom d'Empirique et qui ne contient pas les données de la méthode et ne reflète nullement les enseignements d'Hippocrate. Voici quelques-unes des appréciations qui en ont été faites :

PEYRILHE : « Son traité des médicaments n'est qu'une copie informe des livres de Scribonius, augmenté de tant de pratiques superstitieuses et d'inepties qu'il n'est plus possible de le lire sans le plus mortel dégoût. »

LE CLERC : « Il a rapporté dans ce même livre divers moyens superstitieux de guérir les malades, comme sont certaines paroles prononcées par le malade ou par d'autres, ou certains billets dans lesquels on écrit quelques vers grecs, latins, ou quelques mots barbares. »

HISTOIRE LITTÉRAIRE DE LA FRANCE : « On remarque avec beaucoup de fondement que la plupart des remèdes recueillis par cet auteur sont autant de superstitions. Il est surprenant de ce que Marcel, étant chrétien, se soit amusé à nous débiter des choses aussi vaines et aussi ridicules dont les Païens mêmes se riraient. »

Histoire des gens de lettres : « Marcel fait dépendre l'efficacité de ses remèdes d'une foule d'observations superstitieuses et puériles. L'ouvrage de Marcel est au moins intéressant en ce qu'il nous donne une idée de la médecine des Gaules aux premiers siècles de l'Église. »

Éloy : « On y remarque plus de superstition que de jugement. Ce compilateur a même adopté les remèdes les plus ridicules, qu'il a rapportés sur des ouï-dire et sur les effets que les gens de la campagne et le petit peuple prétendaient en avoir tirés. »

Tournon : « Son livre est un recueil de recettes populaires fait sans choix et sans goût. Sa nomenclature botanique est barbare et inintelligible. »

Sprengel : « Il rassembla une grande quantité de recettes et de moyens goétiques contre toutes les espèces de maladie. L'ouvrage entier est lui-même évidemment mutilé et surchargé d'additions qui ne sont pas conçues dans l'esprit du siècle. Les préjugés, l'ignorance et l'audacieuse effronterie de cet auteur ou plutôt de ce compilateur sont presque inconcevables. »

Schœll : « L'ouvrage de Marcellus fourmille d'absurdités et de préceptes dictés par la plus crasse superstition. »

Caillau : « Son livre des médicaments est un recueil très singulier et très bizarre pour les compositions qu'il renferme. Il mérite néanmoins d'être examiné avec attention. »

Biographie universelle : « Cette compilation informe, écrite dans un style barbare, contient un très grand nombre de recettes. On y trouve aussi des formules superstitieuses, qui prouvent qu'il a partagé toutes les erreurs du siècle dans lequel il a vécu et donnent une juste idée de la manière dont la médecine s'enseignait et se pratiquait dans les Gaules. »

O'Reilly : « Il composa un ouvrage qui renferme des idées singulières en fait de médecine et où des empiriques modernes ont puisé leurs secrets prétendus. Il fut surnommé Empirique à cause du titre de son ouvrage. »

Biographie médicale : « Son livre est rempli de formules superstitieuses qui ne le cèdent pas en absurdité à celles de Caton. »

NOUVELLE BIOGRAPHIE : « C'est un recueil de recettes magiques et absurdes, comme on pouvait s'y attendre, d'après la déclaration de l'auteur, qui a indiqué non seulement les remèdes approuvés par les médecins, mais aussi ceux qui sont recommandés par les campagnards et les gens du peuple. »

M. BRUNET : « Sous le rapport des connaissances médicales, les écrits de Marcellus de Bordeaux n'ont aucun mérite et ils donnent une bien triste idée de ce qu'était alors l'art de guérir. Des cérémonies superstitieuses, des formules magiques, tels sont les remèdes que le premier médecin des maîtres du monde recommande pour arrêter la fièvre, pour guérir des blessures. Il ne faut donc pas s'étonner si les auteurs modernes, retraçant l'histoire de la médecine et rencontrant Marcellus sur leur chemin, ont regardé son livre comme un ramassis de sottises et d'absurdités. L'ouvrage du premier médecin des maîtres du monde est d'ailleurs curieux, en ce qu'il offre un tableau des idées étranges qui circulaient alors parmi les gens éclairés. Il faut d'ailleurs reconnaître que les idées qu'expose Marcellus étaient alors la doctrine professée par les docteurs les plus en renom. »

Mon intention n'est pas de réhabiliter Marcellus et de lui enlever l'épithète d'Empirique qu'il ne mérite que trop. Mais, comme le dit avec raison M. Brunet, il croyait à ce que croyait le quatrième siècle, et ces croyances il les transmettait à ses fils. Triste et déplorable enseignement d'un père à ses enfants que cette collection de remèdes populaires, mais précieux enseignement pour notre histoire, car il nous fait connaître ce qu'était alors la médecine dans notre pays. C'est à ce titre que j'en aborde l'examen.

L'ouvrage de Marcellus est un recueil de recettes médicales, un véritable formulaire, où l'on trouve quelques renseignements qui permettent d'étudier les connaissances médicales de l'époque.

En anatomie, le bagage de Marcellus est peu de chose ; de la part d'un empirique, il ne faut pas s'en étonner. Il désigne l'*annulaire* de la main gauche sous le nom de *doigt médical,* et le *médius* sous le nom de *doigt obscène.* Aulu-Gelle, dans ses *Nuits Attiques,* nous apprend l'importance qu'avait l'annulaire de la main gauche, doigt où les Grecs et les Romains avaient l'habitude de placer un anneau. Les anatomistes égyptiens avaient découvert un nerf très délié allant de ce doigt au cœur. Nous ne croyons plus à l'existence de ce nerf, mais l'usage des Grecs et des Romains n'en persiste pas moins.

Ce qui prouve le peu de notions anatomiques de Marcellus, c'est le conseil qu'il donne au chapitre XXIX : « Prenez neuf fils de couleurs différentes, à l'exclusion du blanc et du noir, réunissez-les, armez-en une aiguille d'argent qui, passant par les yeux d'un chien nouveau-né, devra sortir par l'anus. Après cette opération, dit-il, le chien est certainement vivant. »

En physiologie, Marcellus passe à côté d'un phénomène important sans s'en douter. « A l'aide d'une aiguille de cuivre, dit-il (chap. VIII), crevez les yeux à un lézard vert, que vous placez dans un vase de verre, avec des anneaux d'or, d'argent, de fer, si vous en avez, ou de cuivre, et fermez avec soin le vase que vous scellez. Cinq ou sept jours après, en ouvrant le vase, vous trouvez le lézard en vie et avec les yeux intacts, vous le laissez échapper. Quant aux anneaux, portés au doigt et souvent frottés sur les yeux, ils seront utiles pour la lippitude. » Ce fait, qu'Ælianus prétend avoir observé lui-même (V, 47), est emprunté à Pline (XXIX, 38). Le traducteur de Pline (édit. Panckouke) dit :

« On peut tenir pour certain, en effet, que, quand le lézard aura recouvré la vue, l'anneau guérira les yeux chassieux. » Hardouin a très bien compris le phénomène en déclarant qu'il s'agissait ici de la perforation de la cornée et de la reproduction de l'humeur aqueuse. C'est ce phénomène physiologique de la reproduction de l'humeur aqueuse qui a échappé à l'attention de Pline et de Marcellus.

En pathologie, Marcellus ne donne aucune description de maladie; il nous a seulement conservé quelques noms de maladies, dont il n'est pas toujours facile de préciser la nature.

Cadivus (chap. XX), *Épileptique.* Cette expression était celle des gens de la campagne, suivant Grégoire de Tours.

Corcedo, Corcus (chap. XXII). Maladies dont la signification est inconnue et placées par Marcellus au nombre des maladies du cœur.

Extalis (chap. XXXI). Calepin et Castell indiquent *exta : viscère, entrailles.* Comme Marcellus parle d'*extalem proeminentem,* on serait tenté de croire à une hernie abdominale. Noël donne *extalis : rectum.* Cette signification me paraît concorder avec les conseils de Marcellus qui désignerait la chute du rectum. Il faut, dit-il, laver le rectum hernié avec du vin, puis l'oindre d'huile de cèdre et le pousser en dedans avec le pouce.

Malandria (chap. XXXIV), *Malandriosus* (chap. XIX). Pour Vossius, *malandria* est la toux du cheval. Pour Du Cange, c'est en outre l'éléphantiasis et la lèpre chez l'homme. Castell et Lavoisien partagent cette opinion. Marcellus décrit cette maladie parmi les maladies de la jambe; c'est en effet l'éléphantiasis.

Inedia. Un glossaire manuscrit de Laon du neuvième

siècle donne : *stupor dentium et fames jejunii*. D'après Calepin, Castell et Blanchard, ce mot signifierait *diète*. Marcellus ne l'emploie pas dans ce sens (chap. XIV et XX); il en fait une maladie de l'estomac contre laquelle il prescrit, au chapitre XIV, le troschique de l'archiâtre Eutichien, et, au chapitre XX, une potion d'Antonius Musa. En songeant à la valeur donnée au mot *inedia* par les glossaires, je crois que Marcellus désigne ici l'inappétence, le défaut d'appétit.

Interdigitia (chap. XXXIV). Noël, dans son Dictionnaire : « *Interdigitalia*, M. Emp., clous qui naissent entre les doigts. » Pour Castell, *interdigitium*, verrues entre les doigts; pour James, cors entre les orteils. Ces définitions ne sont pas exactes. Marcellus décrit cette maladie parmi celles du membre inférieur, il s'agit donc des orteils, mais il en fait une variété d'ulcération qui siége entre les orteils. Ne serait-ce pas la maladie que Pline (XXVI, 5) a appelée *gemursa*, qui naissait entre les doigts des pieds et dont il dit que tout avait disparu, jusqu'au nom? mais cette maladie pouvait avoir continué d'exister en Aquitaine.

Oscedo (chap. XI). Cette expression est empruntée à Apulée :

APULÉE, chap. XXIX :	MARCELLUS, chap. XI :
Herba britannica sumpta viridis oscedinem tollit.	Oscedinem herba britannica viridis sanat.

Pour Calepin, *oscedo* signifie *bâiller*. Pour Castell, ce mot est synonyme d'*aphthe*. James partage cette opinion. Le glossaire d'Isidore donne *ulcère de la bouche des enfants*. Un glossaire manuscrit de Milan du neuvième ou dixième siècle donne une autre définition. Il fait d'*oscedo* une ulcération des commissures labiales

chez les enfants, semblable à celle qui survient chez
les chevaux, sous l'influence d'un mors rugueux. La
maladie que Marcellus désigne par *oscedo* ne peut être
une maladie de la commissure labiale. Il donne à
entendre qu'il s'agit d'une lésion de la cavité buccale, car
il conseille des collutoires contre cette maladie. L'opinion de Castell et de James est encore la plus probable :
« Quelques personnes extrêmement entêtées de l'étendue
des connaissances des anciens veulent, dit Lind, dans
son traité du *Scorbut,* que le scorbut soit la même
maladie que l'*oscedo* de Marcellus. De pareilles opinions ne
demandent aucune réfutation sérieuse. » Sprengel est du
même avis que Lind : « L'*oscedo* de Marcellus Empiricus,
dit-il, était une simple ulcération de la bouche, qui
n'exerçait aucune influence sur le reste de l'économie. »

Panicula (chap. XXXII). Du Cange, qui écrit aussi
panucula, dit que c'est un ulcère, l'ulcère chironien pour
les uns et l'ulcère téléphium pour les autres. D'après
Celse, l'ulcère chironien avait son siége aux membres
inférieurs ; pour Paul d'Égine, les deux expressions sont
synonymes. Marcellus s'occupe de l'affection *panicula,*
dans un chapitre consacré aux maladies de l'aine, ce qui
exclut l'idée d'un ulcère aux jambes et permet de rejeter
l'opinion de Du Cange. De plus, Marcellus nous a conservé
le mot grec qui correspond à son mot latin *panicula* :
« paniculas quas Græci *phygethla* vocant ; » or, sous le
nom de φύγεθλον, les grecs désignaient une tumeur de
l'aine. Cependant Gorrœe en fait un phlegmon érysipé-
lateux survenant au cou, à l'aisselle ou à l'aine. Castell en
fait une inflammation des glandes en général. Marcellus
me paraît désigner ici l'adénite inguinale.

Rosus (chap. XXVIII). Sous ce nom, Marcellus désigne
une affection abdominale ; ce point est incontestable,

puisqu'il écrit *rosus ventris*. D'après Sprengel, ce serait la colique. Cette opinion est probable, car dans le traitement de cette affection, Marcellus conseille de placer la main sur la partie du ventre qui souffre.

Strophus (chap. XX et XXVIII). Marcellus a, comme Apulée, latinisé le mot grec στρόφος, colique, et qui est indiqué par Celse et par Scribon.

Syringium (chap. XXXI). Maladie de l'anus. Le texte permet de croire qu'il s'agit ici de fistule anale. M. Gordon pense avec raison que ce mot vient du grec σύριγξ, *fistule*.

Tolles (chap. XV). Roget en fait un mot gaulois, désignant les amygdales douloureuses. Pour Calepin, tumeur de la gorge d'après Festus, et pour Castell, même signification d'après Marc-Aurèle Sévérin. Serenus Samonicus emploie ce mot dans le sens d'amygdales.

Le diagnostic est quelquefois difficile de nos jours comme au temps de Marcellus. Dans certains cas, il indique la manière de se tirer d'embarras.

Veut-on savoir si une tumeur est de nature scrofuleuse ? On place sur la tumeur, dit Marcellus (XV), un ver de terre qu'on recouvre d'une feuille. Si la maladie est de nature scrofuleuse, le ver se convertira en terre ; dans le cas contraire, le ver ne change pas de nature.

Pour reconnaître la nature et le siége d'une maladie interne (XXVII), le malade doit nuit et jour faire coucher avec lui un jeune chien qu'il nourrira avec du lait, qu'il aura, au préalable, mis dans sa bouche. On ouvre ensuite le chien qui, se trouvant atteint de la même maladie que le malade, fait connaître la nature et le siége de l'affection. Ce moyen de diagnostic est emprunté à Pline (XXX, 28) : « Appliquez, dit-on, trois jours durant, sur la poitrine des chiens nouveau-nés, avant que leurs yeux soient ouverts, et faites-leur recevoir, de la bouche du malade, une gorgée de lait, soudain le principe du mal passe en eux, ils tombent en défaillance et l'autopsie qui suit bientôt révèle le siége du mal. »

Pour le pronostic, Marcellus ne donne aucune recette pour se tirer d'affaire. Il est fâcheux qu'il n'ait pas connu le moyen conseillé par Macer Floridus, moyen qui était bien digne de figurer dans son livre. Voici le simple moyen de Macer Floridus : « Si, tenant de la verveine à la main, vous dites à un malade : frère, comment vous portez-vous ? et qu'il vous réponde : bien, il vivra ; s'il vous répond : mal, il n'y a aucun espoir de guérison. »

En botanique, Marcellus nous a conservé les noms vulgaires gaulois de quelques plantes. Ces noms ont exercé la sagacité des philologues Grimm, Pictet, Roget. Notre but étant médical, nous ne suivrons pas ces auteurs dans l'étude philologique des mots cités par Marcellus.

Marcellus n'avait pas de connaissances botaniques bien étendues, car il donne plusieurs noms au πολύγονον des Grecs, démontrant par là qu'il ne connaissait pas exactement le nom latin de cette plante. Voici comment il s'exprime en différents chapitres : « I. Polygonos herba quæ latinè *sanguinaria* dicitur. — *Millefolium* quod Græci polygonon appellant. — Herbam polygonon quam *rubiam* vocamus. — IX. Herba quam Græci polygonon nos aliquot *vocabulis,* sed præcipuè *sanguinalem* dicimus. — X. *Verbena* herba quæ polygonos appellatur. — XVII. Herbæ polygoni quæ, ut opinor, *tiniaria* vocatur. » Pour la renouée, notre patois a conservé le mot *sanguotte,* évidemment dérivé de *sanguinaria* et *sanguinalis.*

Baditis (XXXIII). « Herba quæ nymphea, latinè *clava Herculis,* gallicè *Baditis,* appellatur. » Il s'agit du nénufar,

Du Cange et James donnent cette signification. Mérat dit que ce mot est un des noms du nénufar dans quelques auteurs anciens; s'il en est ainsi, Marcellus aurait été copié.

Blutthagio (IX). « Herba quæ gallicè dicitur blutthagio, nascitur in locis humidis. » Cette plante est complètement inconnue. M. Roget dit que c'est une plante marécageuse, ce qui n'ajoute rien au texte de Marcellus. Le R. P. Quandel des Bénédictins du Mont-Cassin me fait remarquer que ce nom semblerait faire allusion ou à la couleur ou à des propriétés contre le sang : en effet, *Blut* en allemand veut dire *sang*, mais Marcellus conseille le suc de cette plante en instillation dans les oreilles contre la surdité et les douleurs des oreilles.

Bricumum (XXVI). « Artemisia herba quam Galli bricumum appellant. » Il s'agit ici de l'armoise. James conserve l'orthographe de Marcellus. M. Brunet est porté à lire, d'après Grimm, *britumum* ou *britunum*, et M. Roget accepte la version *bricuma* ou *bricumus*.

Burdunculum (V). « Herba quam alii burdunculum vocant, alii linguam bovis. » Langue-de-bœuf ou *Boletus hepaticus*, d'après Mérat.

Calliomarcus (XVI). « Herba quæ gallicè calliomarcus, latinè equi ungula vocatur. » Du Cange se borne à copier Marcellus. James dit que c'est le nom de la plante appelée *pied-de-cheval*. Pour M. Roget, c'est le sabot de cheval que nous désignons aujourd'hui sous les noms de *pas-d'âne* ou de *tussilage*.

Calocatanos (XX). « Papaver sylvestre, quod gallicè calocotanos dicitur. » Pour James, c'est le pavot sauvage. « Il est très vraisemblable, dit M. Brunet, qu'il y a là une de ces erreurs de copiste si fréquentes dans les

anciens manuscrits, nous lirons *catocalanus*. » Pour
M. Roget, qui lit *calocatanus*, il s'agit du *coquelicot*.

Cerebellum canis (VIII). « Radix herbæ, quam quidam
cerebellum canis appellant. » Blanchard indique seulement *canis cerebrum; mouron violet, tête-de-veau*. C'est
l'*antirrhinum majus*. Apulée et Pline Valérien se servent
de l'expression *canis cerebrum*.

Gigarus (X). « Herba proserpinalis quæ græcè dracon-
tion, gallicè gigarus appellatur. » James copie Marcellus.
M. Brunet dit que c'est la renouée, mais le mot grec
Δρακόντιον désigne le serpentaire, et Mérat dit que *herba
proserpinalis* est le nom de l'*arum dracunculus* ou serpentaire dans quelques auteurs anciens.

Gilarum (XI). « Serpyllum herbam, quam Galli gilarum
dicunt. » Pour James, c'est le serpolet. M. Roget lit
gilarus ou *gelarus*.

Halum (X). « Radicem symphiti quod halum Galli
dicunt. » *Symphitum* est la grande consoude. Pour
M. Roget, c'est la coris de Montpellier.

Hociamsanum (XX). « Hociamsani sive agrimoniæ
radix. » Ce mot qui signifie *aigremoine*, est donné par
M. Roget comme étant un nom gaulois.

Lucernaria (XX). « Herba lucernaria quam Græci
phlomon vocant. » Du Cange prétend que par ce mot
Marcellus a désigné le bouillon blanc. Φλόμος a cette
signification. Au chapitre 36, Marcellus décrit le bouillon
blanc et dit que les Grecs l'appellent aussi Ἑρμοῦ ῥάβδος,
bâton de Mercure.

Odocos (VII). « Herba quæ græcè chamœacte, latinè
ebulus, gallicè odocos, dicitur. » Il s'agit ici de l'hièble,
χαμαιάκτη des Grecs.

Ratis (XXIV). « Herba pteridis, id est filiculæ, quæ ratis
gallicè dicitur. » Le mot *pteridis* est certainement le mot

grec πτερὶς, πτερίδος, *fougère*. Ce n'est pas dans ce sens que l'emploie Marcellus. James a bien donné la valeur de ce mot, *ratis*. « Marcel Emp. dit que c'est le nom de *filicula* ou *polypode* qui croît fréquemment sur le hêtre. »

Spina alba, *Herba salutaris* (XXIII). « Herba salutaris, id est spina alba, quâ Christus coronatus est, quæ velut uvam habet, lienem leniter in eodem loco perficata sancbit.» Ce n'est pas seulement en friction, *loco dolenti*, contre les maladies de la rate que Marcellus conseille l'herbe salutaire, car au chapitre XVII il écrit : « Ad suspiriosos remedium potens, herbæ salutaris fasciculum, » etc.

Quelle est la plante que Marcellus appelle *herbe salutaire* ou *spina alba?* D'après Blanchard : *spina alba* ou ἄκανθα λευκή, serait le chardon commun, l'artichaut sauvage, ou l'épine blanche sauvage, et il ajoute : « Spina Christi sive spina judaïca est paliurus, sic dicta, quia creditur coronam quâ Christus à Judæis coronabatur, ex paliuro fuisse contextam. » Pour Sprengel, Marcellus a désigné le *Rhamnus spina Christi*. « Marcellus, dit-il, attribue des propriétés miraculeuses au *Rhamnus spina Christi*, parce que la couronne d'épines du Christ était faite d'une branche de cet arbre. » Pour les Bénédictins : « Au chapitre XXIII, disent-ils, Marcel avance comme une chose dont il ne doutait pas que la couronne de Notre Seigneur fut faite d'épine blanche. » Dans sa *Flore Bordelaise*, Laterrade croit qu'il s'agit du *Juncus acutus*. « D'après l'examen attentif que nous avons fait de la Sainte-Épine, conservée à Bordeaux dans l'église Sainte-Croix et de celle que l'on voit à Libourne dans l'église principale, il nous paraîtrait que la couronne du Sauveur aurait été faite avec des tiges tressées de ce jonc dont on aurait fait ressortir les pointes terminales. »

Toutes ces données ne jettent pas un grand jour sur l'opinion de Marcellus. A-t-il voulu désigner l'aubépine? Je l'ignore, et je laisse aux botanistes le soin d'élucider cette question.

Utrum (XXIII). « Herba quam nos utrum, Græci ισατιδα vocant. » « *Utrus*, dit James, nom de l'*isatis* ou pastel dans Marcel. » Pour M. Brunet: « Nous soupçonnons ici, dit-il, une erreur de copiste et pour *utrum*, nous lisons *vitrum*. » C'est ainsi que César et Vitruve ont écrit ce nom. Mérat écrit *utrus* et dit que c'est un des noms du pastel.

Vernetus (IX). « Herba quæ gallicè vernetus dicitur. » M. Roget pense que les noms *verne* et *vergne* sont dérivés de *verretus*. Cette plante est inconnue. Marcellus l'emploie comme le *blutthagio*.

Visumarus (III). « Trifolium herbam quæ gallicè dicitur visumarus. » Du Cange et James copient Marcellus. Pour M. Brunet, il s'agit du mélilot, mais pour Pline, *trifolium* est le trèfle et dans notre patois, *trifoulet* a la même signification.

Marcellus attache une grande importance aux jours, aux mois et à la lune.

Parmi les jours, ceux qu'il signale sont le lundi, le mardi, le jeudi, le samedi et le dimanche. Le jeudi est le plus important, car c'est celui pour lequel j'ai compté le plus de formules qui doivent être préparées ou administrées ce jour. Ce choix vient-il de ce que le jeudi était consacré à Jupiter?

Pour les mois, j'ai trouvé les indications suivantes : 1° Le 1er janvier (VIII), dans le cas de lippitude; 2° le 21 mars, 12 des calendes d'avril (XXIX), dans le cas de coliques; 3° le 20 juin, 12 des calendes de juillet (XXVI), pour la préparation d'un remède appelé *hygia*; 4° au mois d'août (XX), cueillir la bétoine et (XXIV) préparer un remède contre la goutte; 5° au mois de septembre, recueillir les excréments de mouton pour en faire un remède contre la goutte; 6° le mois de novembre, *ante idus,* par conséquent dans les cinq premiers jours de ce mois, cueillir les semences du frêne pour préparer un remède contre la pierre.

Les jours lunaires, indiqués par Marcellus, sont : la pleine lune, la lune décroissante, les 7e, 13e, 16e, 17e et 27e jours de la lune.

Dans quelques formules, les jours lunaires et les jours de la semaine doivent se présenter d'une certaine manière pour assurer la guérison. Nous en avons vu un exemple dans le remède d'Ausone, qui, préparé le 7e jour de la lune, devait être administré un jeudi. En voici un autre exemple tiré du chapitre II : un homme adolescent ou enfant, ayant des douleurs de tête, doit se faire couper les cheveux, les 7e, 17e ou 27e jours de la lune. C'est un remède admirable, dit Marcellus, qui ne réussit que lorsque ces jours de la lune sont un mardi ou un samedi.

En attribuant une influence à la lune, Marcellus partageait une opinion vulgaire à cette époque. On avait tellement exagéré cette influence qu'Aulu-Gelle nous a conservé, dans ses *Nuits Attiques,* cette opinion d'Annianus : « Tout ce qui croît avec la lune, décroît avec elle; les yeux même des chats croissent et décroissent avec la lune. » On trouve la même opinion dans Plutarque. Dans sa lettre à Mécène, Antonius Musa va bien plus loin, il prétend que le cerveau de l'homme croît et décroît avec la lune.

Quand on conseille l'emploi d'un remède, il est généralement sous-entendu que le malade, pour le prendre, se placera dans la situation la plus commode. Il n'en est pas ainsi pour Marcellus qui fait, à cet égard, des prescriptions particulières.

Chap. XXII : Dans les maladies du foie, le malade doit être assis sur son lit pour prendre la potion du médecin Proclianus. Après avoir pris cette potion, le malade reste une heure entière couché sur le côté droit, les jambes fléchies sur les cuisses et, après, il faut qu'il marche pendant une heure. Chap. XXV : Dans la sciatique, le malade, se tenant debout et les yeux fixés vers l'Orient, boit une potion ; il doit recevoir le remède de la main droite et, sans regarder en arrière, remettre le vase de la main gauche à celui qui le lui a donné. Chap. V : Le malade atteint de coryza prend une potion dans un bain, où il ne s'est jamais baigné et où il ne se baignera jamais.

Dans beaucoup de cas, le malade doit prendre son remède en dirigeant ses regards vers l'Orient. Chap. VIII : Pour éviter, pendant une année, les douleurs oculaires, il faut, lorsque les cerises seront bonnes à manger, en écraser trois noyaux, les recueillir dans un linge pour en faire une amulette, mais auparavant de s'en servir, il faut se tourner vers l'Orient et faire le vœu de ne pas manger de cerises pendant l'année. Chap. XXIII : Dans les affections de la rate, le malade boit à jeun un remède, en se tenant sur sa porte les yeux fixés vers l'Orient.

Ce conseil de se tourner vers l'Orient indique-t-il que Marcellus était chrétien ? Ce respect pour l'Orient est antérieur au christianisme. Hésiode, dans son poème *les Travaux et les Jours,* donne des conseils que le latin seul peut traduire : « Neu contrà solem versus stans meito, sed etiam postquam occidit, memento adversùs

Orientem, neque in viâ, neque extrà viam intereundum meiere. » Marcellus était chrétien, mais ce n'est pas dans le conseil de se tourner vers l'Orient qu'il faut en chercher la preuve, c'est dans l'édit impérial qui lui est adressé en qualité de maître des offices, et c'est aussi dans la suppression de certains passages de Scribon qu'il faut en chercher la démonstration. Marcellus a copié en entier l'ouvrage de Scribon, mais il a supprimé des passages tels que celui-ci : « Messalina Dei nostri Cæsaris. »

Il y a des remèdes qui doivent se faire à l'insu du malade. Une personne a-t-elle une arête de poisson dans la gorge (XV), on doit briser une arête de poisson, en prendre une partie avec le pouce et le doigt médical et la placer sur la tête du malade; mais, ajoute Marcellus, cela réussira beaucoup mieux si le malade ne s'en aperçoit pas. La personne qui est atteinte d'une maladie de la rate (XXII), est guérie si, sans le savoir, elle mange la rate d'un chien. Pline Valerianus (XI, 18) dit qu'il faut que le chien ait deux jours et soit uni aux aliments avec du vinaigre. Ces deux formules ne sont pas les seules de ce genre indiquées par Marcellus.

D'autres fois, celui qui prépare le remède est obligé, comme le malade, à se soumettre à certaines pratiques. En voici quelques exemples : VIII. Prenez une mouche de la main gauche et, en la prenant, prononcez le nom du malade et dites que vous prenez la mouche pour guérir ses yeux. La mouche, en vie, sera placée dans un linge de toile et suspendue au cou du malade, sans regarder en arrière. — Vous guérirez sur-le-champ une personne qui a mal aux yeux, si vous placez autour de son cou un morceau de toile ayant autant de nœuds que son nom a de lettres, lettres que vous aurez soin de prononcer à chaque nœud. — X. Celui qui aura une affection du nez, se mouchera dans du papier qu'il pliera en forme de lettre et qu'il jettera sur la voie publique. — XIV. Contre l'angine, pour suspendre au cou du malade. Avant le lever du soleil, et avec le pouce et le doigt médical, cueillir la racine cymbalaire, en prononçant le nom du malade. Dans une prescription de ce genre, Pline va beaucoup plus loin (XXII, 16) : « En arrachant l'ortie d'automne pour en faire une amulette, dit Pline, il faut nommer le malade et prononcer le nom des père et mère du malade. — XV. Pour préparer un remède contre l'angine, Marcellus conseille d'avoir les mains sales. — XVI. L'huile de lièvre marin destinée aux tumeurs scrofuleuses sera portée par le malade pendant quarante jours avant d'être employée. — XXXII. Pour prévenir les adénites inguinales, on attache à la jambe une plante au moyen de sept nœuds, et à chaque nœud, il faut nommer toutes les vieilles femmes qui sont veuves et toutes les bêtes féroces.

Les moyens prophylactiques abondent dans l'ouvrage de Marcellus. Je n'en citerai que quelques-uns, qui donneront une idée suffisante des moyens employés par notre auteur. — VIII. Pour éviter la blépharite et les douleurs oculaires : aussitôt que vous entendrez ou que vous verrez pour la première fois une hirondelle, allez sur-le-champ, et sans parler, à une fontaine ou à un puits. Lavez-vous les yeux, en priant Dieu de ne pas avoir de blépharite pendant l'année. Celui qui aura mangé un petit de cigogne bouilli ne peut avoir de blépharite pendant plusieurs années consécutives. Pour éviter la blépharite, quand vous voyez une étoile filante, comptez rapidement jusqu'à ce que l'étoile disparaisse, le chiffre auquel vous serez arrivé sera le nombre d'an-

nées pendant lesquelles vous n'aurez pas de blépharite.
Pour être préservé à jamais de la lippitude : à la première
ou à la huitième heure, le 1er janvier, pourvu que ce soit
un dimanche, lavez-vous les yeux avec un léger collyre
et la face tournée vers l'Orient. Vous prierez Dieu de ne
point permettre que, pendant toute l'année, vos yeux
soient malades. Vous répéterez ces onctions et cette
prière les deuxième et troisième dimanches du mois. -
XXVIII. Celui qui porte un os de lièvre est pour toujours
à l'abri des coliques.

Parmi les agents prophylactiques, Marcellus ne signale
pas la plante inconnue, *selago*, que les Druides avaient
en grande estime. « Les Druides gaulois, dit Pline
(XXIV, 62), prétendent que l'on doit se munir de cette
plante comme d'un préservatif contre tous les accidents,
et qu'en la brûlant son parfum est bon pour les maladies
des yeux. On n'emploie pas le fer pour la cueillir. On la
prend avec la main droite passée par l'ouverture gauche
de la tunique, comme si on voulait faire un larcin. Il
faut porter une tunique blanche, avoir les pieds nus,
bien lavés et avoir fait auparavant des libations de pain
et de vin. On l'emporte dans une serviette neuve. » Au
temps de Marcellus, cette tradition druidique devait être
perdue, car si elle avait existé parmi le peuple et les
gens de la campagne, Marcellus ne l'aurait pas passée
sous silence.

Au chapitre XV, Marcellus signale un moyen de se
venger de l'ingratitude des malades. Une branche de verveine étant coupée en deux, une partie est placée au coup
du malade scrofuleux, l'autre partie est suspendue dans la
cheminée, et au fur et à mesure que cette dernière partie
se dessèche, les tumeurs scrofuleuses diminuent. Si, après
la guérison, le malade n'est pas reconnaissant, il suffit

de jeter dans l'eau les deux parties de la branche de
verveine pour que la maladie revienne de nouveau. Cette
prescription n'est qu'une variante de celles qui ont été
indiquées par Pline. « A ce sujet, dit Pline (XXI, 83),
nous dévoilerons ici l'artifice des herboristes. Ils gardent
une partie de cette plante, iris sauvage, ou de quelques
autres herbes, telle que le plantain, et s'ils ne se croient
pas assez bien payés et qu'ils veuillent être employés une
seconde fois, ils enterrent ce qu'ils ont gardé à l'endroit
même d'où ils l'ont arraché, dans l'intention sans doute
de renouveler le mal qu'ils ont guéri. » Au chapitre 109
du livre XXV : « Nos herboristes l'appellent *strumea*,
parce qu'après avoir été suspendue à la fumée elle guérit
les écrouelles et les bubons. On croit que cette herbe étant
plantée de nouveau fait renaître les maux qu'elle avait
guéris, et des hommes sont assez pervers pour l'employer
à cet usage. »

Marcellus divise les médicaments, ou pour mieux dire
les moyens de guérison, en deux grandes classes : les
moyens physiques et les moyens *rationabilia de experimentis*. Par moyens *physiques*, il entend les procédés
goétiques ou magiques, et les moyens *rationabilia de
experimentis* sont les formules que l'on retrouve chez
tous les empiriques des premiers siècles. Ces remèdes
empiriques, Marcellus les faisait conserver dans des
vases de nature différente : airain, plomb, cuivre, étain,
bois, corne ou verre, et, comme nous l'avons vu dans
sa lettre à ses fils, ces vases devaient être scellés et
cachetés pour éviter des sophistications et des contrefa-
çons. Il ne fait pas connaître la forme des sceaux qui
devaient être employés.

Des découvertes faites en France ont prouvé que ces
sceaux étaient en général de pierre serpentine. Les

pierres sigillaires qui ont été trouvées appartenaient à des médecins oculistes suivant les légions romaines. D'après J. Sichel, ces pierres sigillaires ne semblent pas remonter au delà du deuxième siècle de l'ère chrétienne ni descendre au-dessous du troisième. Marcellus a puisé l'idée des sceaux dans la pratique des oculistes qui accompagnaient les armées romaines dans les Gaules. Cette hypothèse me paraît confirmée par une note de M. Delfortrie, publiée en 1868 dans les *Actes* de l'Académie de Bordeaux.

M. Delfortrie a trouvé dans notre contrée un cachet d'oculiste romain, dont les empreintes sont très frustes et où l'on trouve les caractères suivants :

P V I N D I C I

D I   X S V

A I   V I

Je lis : Publii Vindicis (collyrium) Dioxus ad asperitudines oculorum. *Collyre au vinaigre de Publius Vindex contre les granulations des yeux* (paupières).

Ce collyre a le vinaigre pour base, ainsi que le montre son nom grec latinisé Διὰ *indiquant la matière,* et Ὄξος, *vinaigre.*

Marcellus, qui (chap. XXIX) parle du médecin Publius, est, à ma connaissance, le seul auteur qui ait indiqué (chap. VIII) la composition et l'usage du collyre Dioxus.

La partie la plus originale de la thérapeutique de Marcellus consiste dans ce qu'on a désigné sous le nom de *formules.* Ces formules, mots à prononcer ou à écrire pour guérir une maladie, sont des moyens magiques ou goétiques. Empruntées à des idiomes différents, quelques-unes sont écrites en lettres grecques, et au début de mes recherches, ne pouvant comprendre ces formules que je croyais grecques, je pensai que les leçons en étaient fautives. Mais après une étude plus attentive, j'ai classé ces formules en quatre sections : 1° formules latines; 2° formules grecques; 3° formules gnostiques ; 4° formules barbares. J'ai placé dans cette dernière section toutes les formules que je n'ai pu rattacher aux trois premières.

Formules latines.

1 (chap. I). A la porte d'une ville quelconque où vous allez, ramassez sur le chemin des cailloux en disant mentalement : *Je te ramasse comme remède contre la douleur de tête.* Vous lierez un de ces cailloux à la tête et vous jetterez les autres derrière vous sans regarder en arrière.

2 (chap. VIII). Pour les corps étrangers de l'œil, faire sur l'œil ouvert trois légères frictions avec le pouce et le doigt médical, en disant chaque fois : *J'embrasse la tête de Méduse.* Ces paroles, prononcées vingt-sept fois, sont utiles dans les cas de corps étrangers de la gorge.

3. S'il y a un orgeolet à l'œil droit, tenez l'orgeolet de trois doigts de la main gauche, en étant en plein air et les regards dirigés vers l'Orient et dites : *Comme la mule n'enfante pas et la pierre ne porte pas de laine, que cette maladie n'augmente pas, et si elle augmente, qu'elle se dessèche.*

4. Quelques personnes ajoutent au collyre Diamysios une vipère desséchée au soleil. Si vous le faites, enlevez les os de la vipère, ensuite enveloppez-la dans un linge et versez-y dessus du vin, mais auparavant prononcez les paroles suivantes : *Que le suc ne s'en aille pas goutte à goutte, qu'il ne nuise pas.* Vous direz ensuite : *Comme tu ne vois pas, que ton suc absorbé ne nuise à personne; mais je te prie d'être bien utile dans le traitement de la maladie pour laquelle tu as été ajoutée.*

5 (chap. X). Paroles bonnes contre les métrorrhagies : *Un niais allait sur la montagne, il fut saisi d'étonnement. Je*

l'adjure de ne point recevoir cela avec colère. Vous attacherez ces mots à la ceinture de la malade.

6 (chap. XI). Lorsque des pustules naissent subitement sur la langue, avant de proférer une parole touchez la pustule de la partie la plus éloignée de votre vêtement et dites trois fois : *Qu'il soit aussi loin celui qui me nomme mal.* A chaque fois vous cracherez à terre et vous serez guéri.

7 (chap. XII). Vous guérirez le mal aux dents en crachant de bonne heure dans la bouche d'une grenouille et en priant cet animal d'emporter avec lui votre maladie.

8. Pour le mal aux dents, aussitôt que vous verrez une hirondelle taisez-vous et approchez-vous d'une eau limpide dont vous remplirez votre bouche, ensuite vous frotterez vos dents avec le médius de la main droite, puis de la main gauche et vous direz : *Hirondelle, je te dis que de même que cette eau ne sera pas de nouveau dans ma bouche, qu'ainsi mes dents ne soient pas malades pendant toute l'année.*

9 (chap. XIV). Prendre une graine de raisin qui n'ait qu'un pépin, l'attacher à une étoffe rouge qu'on introduira dans la bouche en disant : *Le raisin guérit la gorge.* Placer ensuite l'étoffe rouge sur la tête du malade en prononçant les mêmes paroles. Ceci fait trois fois, attacher le tout au cou du malade.

10. Contre la douleur de la gorge, écrire sur un papier qu'on suspendra au cou du malade : *La fourmi n'a ni sang ni fiel; fuis, maladie de la gorge, afin que le cancer ne te dévore.*

11. En prononçant le nom du malade qu'il faut guérir, prendre une araignée qui, pour se cacher, va de bas en haut et dire : *Que l'angine de celui dont j'ai prononcé le nom disparaisse aussi vite que s'est échappée cette araignée.* Cette araignée, placée dans un papier vierge, sera suspendue au cou du malade, un jeudi. En prenant l'araignée, et en la plaçant au cou du malade, il faut cracher trois fois.

12 (chap. XV). Contre toutes les maladies du cou. Le guérisseur et le malade doivent être à jeun. Le guérisseur place sur la partie malade trois doigts, le pouce, le médius

et l'annulaire, les autres doigts sont tenus en l'air, et il dit : *Sors, maladie, née aujourd'hui ou hier, créée aujourd'hui ou hier ; j'appelle dehors, je fais sortir, je charme cette peste, cette tumeur, cette douleur, cette région,* etc. (Au lieu du mot *relegionem* je lis *regionem*.)

13. Paroles pour les glandes du cou : *Petite glande un peu blanche, ne souffre pas, ne sois pas nuisible, ne t'enflamme pas, mais dissous-toi comme le sel dans l'eau.* Vous prononcerez ces paroles vingt-sept fois et, en disant ces mots, vous frotterez les glandes avec le pouce et l'annulaire et vous ferez cela avant le lever du soleil ou après le coucher de cet astre.

14. Vous enchanterez les glandes le matin à l'aurore et le soir au crépuscule, en les tenant entre le pouce et l'annulaire : *Neuf glandes sœurs, huit glandes sœurs, sept glandes sœurs, six glandes sœurs, cinq glandes sœurs, quatre glandes sœurs, trois glandes sœurs, deux glandes sœurs, une glande sœur. Il y a neuf glandes, huit glandes, sept glandes, six glandes, cinq glandes, quatre glandes, trois glandes, deux glandes, une glande, il n'y a pas de glande.*

15. Pour les corps étrangers de la gorge, os ou arête de poisson. Le malade ou une personne doit sur le champ s'approcher du foyer, et tourner un tison de manière à rendre visible la portion incandescente et à faire enflammer la portion qui ne l'était pas. Retournant ensuite le tison, il dira trois fois : *Je fais cela comme remède pour que le corps étranger soit enlevé sans retard et sans douleur.* (Ce moyen, dit Marcellus, a été noté comme un des plus efficaces.)

16 (chap. XVIII). Contre les abcès des ongles. Vous toucherez du doigt malade un mur, et en retirant votre doigt, dites trois fois : *Huppe, que je ne te voie pas marcher à petits pas dans la muraille.*

17 (chap. XX). Grand remède physique contre les douleurs de l'estomac : *Aritmatho, enlève les douleurs de l'estomac.* Une lame d'argent sur laquelle on aura gravé ces mots, sera enveloppée avec la laine d'un mouton vivant, et suspendue au cou du malade, en disant : *Enlève les douleurs de l'estomac, Aritmatho.*

Suivant M. Roget, *Aritmatho* veut dire *Dieu bon*.

19 (chap. XXI). Contre la maladie désignée sous le nom de *corcus,* graver sur une lame d'étain qui sera suspendue au cou du malade, les mots suivants : *Corce, corcedo, stagne, des pasteurs te trouvèrent, te ramassèrent sans mains, te firent cuire sans feu et te mangèrent sans dents. Trois jeunes filles avaient posé une table de marbre au milieu de la mer, deux la faisaient tourner dans un sens et l'autre dans le sens contraire. Comme cela n'a jamais été fait, qu'ainsi ce gaioscia ne connaisse jamais la douleur du corcus.*

Corcus, corcedo, stagne et *gaioscia* sont des mots dont la signification m'est inconnue. Le mot *gaioseia* est peut-être le mot grec γαιήϊος latinisé, signifiant *de la terre, terrestre,* ici il signifierait : ce mortel, cet homme ou ce malade formé de terre.

20 (chap. XXII). Prenez un lézard vert, enlevez-lui le foie que vous placerez, enveloppé d'un drap noir, sur le côté droit du malade ou au bras En mettant le lézard en liberté, dites-lui : *Je te renvoie en vie, fais en sorte que celui que j'aurai touché avec ton foie ne souffre pas de cet organe.*

21 (chap. XXIII). La rate d'un chien sera placée sur la rate du malade. Celui qui l'appliquera dira : *Je fais un remède pour la rate.* La rate du chien sera ensuite placée dans la muraille de la chambre à coucher du malade et recouverte de vingt-sept cachets.

22. En plaçant sur la rate d'un malade la rate chaude d'un agneau qui vient de naître, l'attacher en disant constamment : *Je fais un remède pour la rate.* Le lendemain, cette rate sera placée dans la muraille de la chambre à coucher du malade, recouverte d'argile pour qu'elle puisse tenir et scellée de vingt-sept sceaux. En plaçant chaque sceau, on dira : *Je fais un remède pour la rate.*

Une pareille prescription est indiquée par Pline (XXX, 17) : « Les maux de rate se guérissent aussi, selon les

formules magiques, par l'application d'une rate fraîche
de brebis, mais il faut que celui qui l'applique dise : *Je
guéris la rate;* puis qu'il la ferme avec du mortier dans
le mur de la chambre à coucher, qu'il la scelle d'un
cachet, et récite vingt-sept fois certaines paroles. »

23. Sur la rate ou sur le foie tuméfiés, tenez longtemps
appliquée l'écorce d'un figuier sauvage récemment arraché. Suspendez ensuite cette écorce dans une cheminée,
en priant ainsi : *De même que cette écorce sera peu à peu
desséchée par la fumée, qu'ainsi le foie ou la rate diminuent
de volume.* On obtient le même résultat en employant de
jeunes chiens et en disant : *Qu'ils ne deviennent jamais
grands.*

24 (chap. XXV). Le *cochlearia officinalis* destiné au traitement de la sciatique sera ainsi cueilli : pendant que vous
enlevez la terre et avant de prendre la plante, dites trois
fois : *Je tiens la terre, je cueille la plante, au nom du Christ,
qu'elle soit utile à l'objet pour lequel je la cueille.* Vous
l'arracherez et, sans le secours du fer, la couperez avec les
deux annulaires.

25 (chap. XXVI). L'individu atteint d'incontinence
d'urine, urinera dans la niche d'un chien et, ce faisant, il
dira : *Qu'il ne rende pas son urine dans son lit comme le chien
le fait dans sa niche.*

Cette formule est signalée par Pline (XXVIII, 60) et par
Pline Valerianus (II, 40).

26 (chap. XXVIII). Charme contre la colique. Placez la
main sur l'abdomen au niveau du point malade, et dites
vingt-sept fois : *Stolpus est tombé du ciel, des pasteurs trouvèrent cette maladie, la ramassèrent sans mains, la firent
cuire sans feu et la mangèrent sans dents.*

Cette formule, qui rappelle celle que j'ai donnée au
nº 19, est complètement inintelligible. « Une des formules
que transcrit Marcellus, dit M. Brunet, commence ainsi :

« Stolpus à cælo cecidit. » Le mot *stolpus* a embarrassé les grammairiens. M. Grimm y reconnaît le mot lithuanien, *stulpus*, qui signifie *colonne*. Ce mot *stolpus* a été employé par Perse dans sa cinquième satire, et Casaubon prétend que dans Marcellus il faut lire *stlopus* et non *stolpus*. Il est probable que le mot *stolpus* de cette formule et le mot *stagne* de la formule 19 ne sont que des altérations d'un même mot désignant une maladie.

27 (chap. XXIX). Enlevez à un lièvre vivant l'os du talon et le poil du ventre. Avec ce poil vous ferez un fil assez fort pour attacher l'os autour du corps du malade. C'est un remède admirable, cependant, ajoute Marcellus, le remède est plus efficace et vraiment incroyable, si, par hasard, l'os du lièvre a été trouvé au milieu des excréments d'un loup. Dans ce cas, vous devez surveiller que cet os ne touche pas la terre et qu'aucune femme ne le touche; il en est de même pour le fil fait avec le poil du lièvre. Vous devez être seul pour préparer ce fil. Quand vous aurez pris le poil du lièvre, vous devez laisser cet animal en liberté, en lui disant : *Fuis, fuis, lièvre, et emporte avec toi la douleur du colon.*

28 (chap. XXXVI). Contre la goutte. Crachez dans vos mains avant de sortir du lit, et promenez vos mains du talon à l'extrémité des orteils, en disant : *Fuyez, fuyez, goutte et douleurs nerveuses de mes pieds et de tous mes membres;* ou bien : *Le poison est vaincu par le poison; la salive d'un individu à jeun ne peut être vaincue.* Vous direz trois fois ces paroles en crachant sur vos pieds.

Formules grecques.

1 (chap. VIII). Contre les fluxions des yeux, écrire les mots suivants sur du papier qui sera suspendu au cou du malade. Ce remède est surtout avantageux quand celui qui l'applique et le malade sont tous deux chastes.

Suivant l'édition d'Étienne, cette formule est ainsi

conçue : ρουβρς. ρνονειρας ρηελιος ως, παντεφορα και παντες ηαχοτει. Le manuscrit de Laon donne la leçon : ρηονειρα-σρηελιος οος., etc. Je crois qu'il faut lire, quoique l'expression soit un peu forcée : ρῇ ὄνειρα Ἥλιος, ὃς πάντ' ἐφορᾷ καὶ πάντ' ἐπακούει : *Que le soleil, qui voit tout et entend tout, répande des songes.* Cette formule, dont la fin est empruntée à Homère (Od., XII, 323), ferait allusion à la croyance de l'époque, que les dieux procuraient des songes, dans lesquels ils indiquaient aux malades le traitement qu'ils devaient suivre.

2. Contre les orgeolets, prendre neuf grains d'orge avec lesquels on ponctionne l'orgeolet, et, à chaque ponction, on dit : φεύγε, φεύγε, κριθή σε διώκει. *Fuis, fuis, l'orge te chasse.*

3. Au cou de celui qui a un épistaxis, attacher à l'aide de trois nœuds du papier sur lequel on aura écrit : ψα, ψε, ψα, ψε.

Cette succession de voyelles rappelle le vers suivant d'Eschyle (Eum. 130) :

Λαβὲ, λαβὲ, λαβὲ, λαβὲ, φράζου.

que M. Pierron traduit : Arrête, arrête, arrête, arrête, prends garde.

4 (chap. XXV). Remède utile contre le mal de gorge. Écrire sur du papier les mots suivants, les placer au cou du malade en prenant des précautions pour qu'une main étrangère ne les touche pas.

L'édition Étienne donne la leçon suivante : Ειδον τριμερη χρυσεον τοαναδον και ταρταρουχου τουταναδον, σωσον μεσεμνε νερτερον υπερτατε. Après le mot ταρταρουχου, l'édition de Bâle place le mot ακεσιν. Le manuscrit de Laon donne la leçon suivante : ειδ. σητριμε. ρικροιβεοντο αναδον και ταρταρου-

κουκλκεσιν τους ανοδοντες, οσση μεσεμνη νερτερον υπερβατε. Je
n'ai pu reconstruire le début de cette formule; pour la
fin, je lis : σῶσον με, σεμνε νερτέρων ὑπέρτατε. *Sauve-moi,
auguste et le plus puissant des dieux infernaux.* J'ignore à
quel auteur grec Marcellus a fait cet emprunt.

5. Contre les corps étrangers du gosier; vers à prononcer à l'oreille du malade ou à écrire sur du papier pour suspendre à son cou. Il n'y a pas de meilleur remède, dit Marcellus.

> Μή μοι Γοργείην κεφαλὴν δεινοῖο πελώρου
> Ἐξ Ἄϊδος πέμψειεν ἐπαινὴ Περσεφόνεια.

*Que la terrible Proserpine ne m'envoie pas de l'enfer
effrayant la redoutable tête de Gorgone.*

Ces vers appartiennent à Homère. (*Odyssée*, XI, 634, 635.)

6 (chap. XXII). Écrivez sur une lame d'étain : *ite* νερων,
et au-dessus le nom du malade qui est atteint d'une
affection du foie et que voulez guérir. Cette lame sera
suspendue au cou du malade.

Les mots latins *i tenerum* me paraissent devoir être
rejetés. Je crois qu'il faut lire : Ἴθι, ἔναρον. *Courage, je
détruisais* (la maladie), ou Ἴθι δεῦρο, *viens ici.*

7 (chap. XXIX). Contre la colique, graver en lettres
grecques sur un anneau d'or les mots suivants. Il faut
observer de placer l'anneau à la main gauche si la douleur est à gauche et *vice versâ*, et ne commencer à en
faire usage qu'un jeudi, la lune étant au déclin. Θεὸς
κελεύει μὴ κυεῖν κῶλον πόνους. *Dieu ordonne que le colon n'enfante pas de douleurs.*

Formules gnostiques. Abraxas.

Suivant Plotin (Enn., II, 14), les gnostiques attribuaient
les maladies aux démons et se vantaient de guérir

toutes les infirmités, au moyen de formules plus ou moins bizarres, et avec des abraxas ou amulettes que le malade suspendait au cou.

Les gnostiques envahirent l'Aquitaine, et, s'ils ne purent s'introduire dans Bordeaux, grâce aux efforts de saint Delphin, ils séjournèrent néanmoins dans les environs de notre ville. Les gnostiques, dont le peuple admirait la puissance, suivant Plotin, laissèrent dans le pays des traces de leur passage, et quand Marcellus recueillit ses recettes parmi les gens du peuple et de la campagne, il trouva des pratiques médicales empruntées aux gnostiques, pratiques qu'il s'empressa de noter sans en rechercher l'origine.

Pour les douleurs de l'estomac, Marcellus conseille de graver sur une pierre un serpent entouré de sept rayons. Qu'était cette pierre ainsi gravée, sinon un *abraxas*? Dans l'*Antiquité dévoilée*, Montfaucon donne plusieurs dessins de cette variété d'*abraxas*, qui était la plus nombreuse. Mais les *abraxas* n'étaient pas tous constitués par des dessins, quelques-uns étaient formés à l'aide de mots.

1 (chap. VIII). Pour calmer la lippitude au début, Marcellus conseille de suspendre au cou du malade un papier sur lequel on aura écrit : ουϭϰιϗ.

Voilà, à mon avis, un *abraxas* de la variété des serpents, car, suivant Vossius, ουϭϰιϗ est un mot égyptien signifiant *serpent*.

2. Contre la lippitude, écrire ϙυρϙϰρϰν, à employer comme dans le cas précédent.

A mon avis, ce mot n'est qu'une abréviation ou une altération de *Phura Pharantes*, noms signalés par Montfaucon, comme ayant été employés par les gnostiques pour désigner les puissances célestes.

3 (chap. XXIV). Contre les douleurs pleurétiques, graver sur une pierre le signe ʃʃʃ et le suspendre au cou du malade.

Il ne faut point voir ici le nombre 555, parce que les chiffres arabes n'étaient pas connus de Marcellus. Je suis porté à croire que, par ces lignes courbes, Marcellus a voulu donner le dessin ou la forme de trois serpents. C'est en me fondant sur cette hypothèse que j'ai placé cette formule parmi les abraxas.

4 (chap. XXII). Si quelqu'un a une adénite inguinale, à la suite d'une marche forcée ou d'une promenade à cheval, qu'il écrive sur du papier κουστος, et qu'il l'attache à sa jambe.

Je crois qu'il faut voir ici le mot latin *custos,* employé dans le sens de Dieu tutélaire, plutôt que le mot grec κυσθος, *anus.*

Formules barbares.

Je place dans cette catégorie toutes les formules que je n'ai pu rattacher aux groupes précédents. Plusieurs sont écrites en lettres grecques, d'autres sont un mélange de latin et de diverses autres langues. Zeuss prétend qu'il n'y a rien de celtique dans ces formules, mais Grimm et Pictet soutiennent le contraire. « L'hypothèse d'où est parti Grimm, dit M. Roget, que ces formules n'étant ni grecques, ni latines, pouvaient être gauloises, puisqu'elles nous ont été transmises par un médecin bordelais, est en elle-même fort naturelle. L'ensemble de son travail me paraît rapprocher réellement ces formules du celtique et me porte à les regarder comme ayant effectivement appartenu à la langue gauloise. »

De ces formules, qui sont au nombre de vingt, sept

n'ont pas été traduites, et M. Roget ne fait connaître la traduction de MM. Grimm et Pictet que pour dix, qui sont rattachées au celtique par ces auteurs. C'est à M. Roget que j'emprunte la traduction des paroles celtiques de ces dix formules.

1 (chap. VIII). Celui qui est atteint souvent de lippitude doit arracher complètement une millefeuille et la plier en forme de cercle, et regardant au travers de ce cercle, il dira trois fois : *Vois la forme de la ceinture*. Plaçant ensuite ce cercle devant sa bouche, il crachera à travers et plantera la plante. Si elle repousse, le malade est guéri ; dans le cas contraire, on recommence avec une nouvelle tige. Il faut avoir soin de ne pas trop serrer la plante, afin qu'elle prenne facilement une direction rectiligne.

2. En promenant légèrement les doigts sur les paupières d'un œil contenant un corps étranger, dites trois fois : *Fuis loin de nous, poussière, par la vertu de cette formule.*

3. Pour le même cas, dire trois fois : *Sois agréable pour moi, lit de l'œil, au loin la douleur et le gonflement.*

4. Contre les orgeolets, quittez vos anneaux, et plaçant trois doigts de la main gauche autour de l'œil malade, trois fois vous cracherez et trois fois vous direz : *Viens, viens, ô mal*, c'est-à-dire sors de l'œil.

5. Contre les orgeolets. Prenez neuf grains d'orge avec lesquels vous ponctionnerez l'orgeolet, et à chaque ponction vous prononcerez les paroles ci-dessous. Ces neuf grains jetés, prenez-en sept autres, avec lesquels vous agirez comme avec les neuf premiers. Ces sept grains jetés, prenez-en cinq autres, puis trois, puis un, avec lesquels vous agirez comme avec les premiers. Les paroles à prononcer sont : *Que ce charme éloigne ce mal de vous.*

6. En touchant un orgeolet de l'annulaire, dites trois fois : *Charme, sois brisé.* Il faut ensuite brûler l'orgeolet avec un grain d'orge ardent.

7. Contre le mal aux dents, dire sept fois, à la lune

décroissante, un mardi ou un jeudi : *Chasse la douleur, maudis la douleur, dissipe la douleur.*

8. Contre l'angine, paroles à prononcer par le malade, qui promènera ses mains jointes du cou à la tête, en ayant soin que la face palmaire soit dirigée en dehors : *Mets la ceinture jusqu'à la guérison.*

Cette traduction est de M. Pictet. « Mais, dit M. Roget, il n'y a pas dans cette ordonnance de Marcellus un seul mot qui se rapporte, de près ou de loin, à l'idée de ceinture. »

9. Paroles pour chasser les corps étrangers de la gorge : *Ordure, sors promptement de moi, pars afin que ne te frappent pas les hommes, va vite au large.*

10. Pour le même cas, paroles à prononcer : *Sors hors du gosier, hors de la gorge par la voie du vomissement; glisse hors de mon cou, hors du gosier, hors des entrailles.*

11. Contre les douleurs des reins, écrire sur du papier le mot χαραβραωθ. Entourer ce papier d'or ou de cuivre et l'attacher à la ceinture du malade.

La terminaison de ce mot étant hébraïque, mon ami le Dr Marx pense qu'on pourrait lire : χαρα βραωθ, *il a appelé les créatures*, ou χαραβ ραωθ, *le mal est proche*. Les langues anciennes, assyriennes ou égyptiennes, donneraient peut-être une meilleure version.

12. Contre la colique : le vingt-et-unième jour de la lune, envelopper d'une peau de chèvre et attacher au pied du côté malade une lame d'or sur laquelle on aura gravé les lettres suivantes : celui qui use de ce remède ne doit toucher aucune femme, ni aborder aucun tombeau, de plus, il doit éviter de se chausser en commençant par le pied gauche. Ces lettres sont ainsi disposées :

L . M Θ R I A
L . M Θ R I A
L . M Θ R I A

Je crois que ces lettres ne sont que les initiales de

plusieurs mots constituant une phrase, trois fois répétée. En donnant une valeur grecque à toutes ces lettres, je suis arrivé à construire les phrases suivantes : Λαγὼν, Μάσθλη Θεραπεύει Ῥαδίως Ἰλεοῦ Ἄλγος. *Côté du ventre, la courroie guérit facilement la douleur de la colique,* ou bien : Μὴ Θανεῖν Ῥύεται Ἱμὰς Αἰγῆς, *la lanière de peau de chèvre empêche de mourir.*

Je pense néanmoins que cette formule pourrait être plus logiquement rattachée aux formules celtiques. Je laisse aux savants qui se sont occupés de cette langue le soin de donner un sens à cette formule.

13. Contre le corcus, écrire les mots suivants sur une lame d'étain qui sera suspendue au cou du malade : *Corcu nec megito cantorem, utos, utos, utos, præparabo tibi vinum leve, libidinem discede anonnita; in nomine Dei Jacob, in nomine Dei Sabaoth.*

Grimm pense que cette formule est d'origine juive. M. Roget, qui voit dans le mot *utos,* le mot grec αὐτός, *moi-même,* n'accepte pas l'opinion de Grimm. Il se fonde sur ce que, au temps de Marcellus, le peuple juif n'avait que peu pénétré dans les Gaules.

Après avoir passé en revue les formules de Marcellus, on peut dire avec Sprengel : « Je pense que l'on me verra sans peine abandonner cette galerie de caricatures.» Néanmoins, toutes les données de Marcellus ne sauraient être placées dans cette galerie, il en est de trop importantes pour ne pas être signalées.

Il y a des auteurs qui placent l'apparition de la syphilis après la découverte de l'Amérique, le livre de Marcellus prouve que cette maladie n'attendit pas le voyage de Christophe Colomb pour faire son apparition à Bordeaux.

Diodore de Sicile fait un tableau peu flatteur des mœurs

de nos aïeux : « Quoique leurs femmes soient parfaite-
ment belles, dit-il (V, 32), ils ne vivent avec elles que rare-
ment. Ils sont extrêmement adonnés à l'amour criminel de
l'autre sexe. Ce qu'il y a de plus étrange, c'est que sans
se soucier en aucune façon des lois de la pudeur, ils se
prostituent avec une facilité incroyable. Bien loin de
trouver rien de vicieux dans cet infâme commerce, ils se
croient déshonorés, si l'on refuse la faveur qu'ils présen-
tent. » Et Marcellus prescrit des remèdes contre les
végétations anales qui s'opposent au plaisir d'offrir les
services de cet organe, *libidinem offerendi*, et, dans l'*anus
vulneratum* de Marcellus, ne faut-il pas voir les déchirures
du sphincter anal produites par l'introduction d'un corps
étranger ?

Avec de pareilles mœurs, il y avait une large place
pour les maladies des organes génitaux. En effet, parmi
les maladies de la verge, Marcellus signale les ulcères en
général, puis les petits ulcères enflammés, les ulcères
sordides, les ulcères serpigineux, les ulcères atoniques,
les ulcères à bords durs, les ulcères qui rongent, les
végétations qu'il compare tantôt à l'oignon, tantôt au
poireau, les gonflements douloureux de la verge et les
écoulements purulents ; viennent ensuite les adénites
inguinales qui suppurent et celles qui ne suppurent
pas, les testicules douloureux et tuméfiés, les ulcé-
rations et les végétations anales. En faut-il davantage
pour démontrer que les affections vénériennes n'étaient
pas inconnues de Marcellus et du peuple auquel il
empruntait une bonne partie de sa thérapeutique ?

De nos jours, l'habitation au milieu des pins a été
conseillée aux phthisiques. Je ne veux pas diminuer le
mérite de mes collègues, mais on peut appliquer à ce
conseil ces mots du philosophe romain : *multa renascentur*

quæ jam cecidere. On lit dans l'*Histoire naturelle* de Pline (XXIV, 19) : « Il est certain que l'odeur seule des forêts où l'on recueille la poix et la résine, est extrêmement salutaire aux phthisiques et à ceux qui, après une longue maladie, ont de la peine à se rétablir. » Pline Valérien (I, 61) dit qu'il est plus utile aux phthisiques de séjourner dans les forêts de pin que de voyager sur mer ou d'en parcourir les bords. Marcellus, qui copie souvent les deux Pline et qui conseillait aux phthisiques la décoction de pomme de pin, ne pouvait manquer de reproduire cette idée : « Les phthisiques, dit-il, doivent éviter les bords de la mer et séjourner principalement dans les endroits où l'on prépare la résine, et là manger assidûment des escargots cuits dans du vin. »

Quelle a été l'utilité du livre de Marcellus ?

Pline étant souvent copié par Marcellus, Hardouin s'est servi de l'ouvrage de Marcellus pour rectifier certains passages altérés de l'*Histoire naturelle* de Pline.

Au point de vue historique, le livre de Marcellus n'a pas été sans importance. Pour prouver l'erreur d'Holtzmann, qui soutenait que dès le règne de Caligula, le celtique avait été étouffé par la langue et la civilisation romaines, M. Roget s'exprime en ces termes : « Si nous passons au quatrième siècle, Marcellus, de Bordeaux, aurait-il donné, dans ses formules médicales, les noms gaulois de quelques-unes des plantes dont il prescrivait l'usage, s'il n'avait pas jugé la chose nécessaire pour une partie de ses lecteurs ? Ces formules mêmes, Marcellus ne dit-il pas qu'il en tenait un certain nombre, *remedia fortuita atque simplicia, ab agrestibus et plebeis ?* »

Au point de vue médical, voici comment s'expriment les Bénédictins : « Au reste, quelque peu estimable que soit l'ouvrage de Marcel, il n'a pas laissé d'être cité par ceux qui ont écrit après lui. Paulus Œgineta en particulier le cite touchant les remèdes qu'il assigne pour les brûlures. » Le Marcellus cité par Paul d'Égine (IV, 11) est Marcellus de Sida. Le seul auteur que je connaisse comme ayant fait de nombreux emprunts à Marcellus, est Van den Bossche. L'*Historia medica* de cet auteur, publiée en 1639, à Bruxelles, est consacrée à l'emploi thérapeutique des animaux et Van den Bossche a mis à profit les données de Marcellus.

Pour Sprengel, les prêtres faisaient de la médecine en France, sous le pontificat de Sylvestre II, qui mourut en 1002. « S'ils lisaient quelques ouvrages, dit Sprengel, c'étaient seulement les compilations grossières de Sextus Placitus, de Marcellus et Apuleius. » J'ignore où Sprengel a puisé les données de cette assertion, qui ne me paraît pas confirmée, du moins en ce qui concerne notre ville, par la lecture que j'ai faite des procès-verbaux contenant le catalogue des livres et manuscrits qui, lors de la Révolution, furent confisqués dans les couvents de Bordeaux.

Pour Sprengel, comme pour beaucoup d'auteurs, les ouvrages que nous possédons d'Apulée et de Plinius Valerianus sont apocryphes et ne remontent pas au-delà du huitième ou du neuvième siècle. Je ne doute nullement que ces ouvrages ne soient apocryphes. Pline le naturaliste n'a jamais écrit le traité *De re medicâ*, pas plus qu'Apulée de Madaure ou Apulée Celse de Centorbi n'ont écrit le *De herbarum virtutibus*, mais ces ouvrages, tout apocryphes qu'ils sont, n'en existaient pas moins quand Marcellus a écrit son livre, et la meilleure preuve, c'est qu'il les cite et les copie. L'ouvrage de Marcellus sert donc à démontrer que ces deux ouvrages ne sont pas, comme l'a prétendu Sprengel, l'œuvre des moines du huitième ou du neuvième siècle.

Marcellus étant mort au commencement du cinquième
siècle, que devint la médecine bordelaise pendant ce
siècle ? Il n'y a point de témérité à croire que son livre
ne fut pendant quelque temps le guide des médecins de
notre ville. On peut juger par là ce qu'était la pratique
médicale de ce temps. A cette époque, la barbarie
envahit tout et la médecine n'y échappa point. « Il n'y
eut pas jusqu'à la médecine sur laquelle la barbarie
n'étendît son empire, disent les Bénédictins. Au lieu des
médecins habiles de l'antiquité, ceux du cinquième siècle
étaient à la vérité très prompts à proposer des remèdes,
mais non à s'accorder ensemble ; assez assidus auprès
des malades, mais peu habiles à les soulager, ils en
tuaient plusieurs par l'excès de leurs bons offices. »

Dans une lettre écrite à Agricola, au sujet de sa fille
Severiana qui était phthisique et qu'il emmenait à la
campagne, saint Sidoine nous donne son opinion sur les
médecins de son époque. « Nous allons, dit-il, nous et
toute notre maison, nous dérober, sous la conduite du
Christ, à la chaleur et à l'engourdissement de la ville.
Nous fuyons en même temps les conseils des médecins,
toujours divisés d'opinion et qui, peu habiles, quoique
assez assidus, tuent de la manière la plus officieuse grand
nombre de malades. »

Comme pratiques religieuses, destinées à la guérison
des maladies, je n'ai trouvé que les données suivantes
dans saint Grégoire de Tours.

Pendant la messe, Pierre, évêque de Bazas, vers 439,
vit tomber sur l'autel trois gouttes qui se réunirent et
formèrent une magnifique gemme. « Depuis ce moment,
dit saint Grégoire, un grand nombre de malades, après
avoir bu de l'eau ou du vin où cette gemme a été plongée,
sont aussitôt rendus à la santé. »

Le second fait concerne notre ville et saint Seurin :
« Les habitants de Bordeaux le reconnaissent pour leur
patron, certains que si parfois la maladie envahit leur
ville, le peuple, courant à la basilique du saint où des
jeûnes lui sont prescrits, où il célèbre les vigiles et se
livre très dévotement à la prière, est bientôt sauvé de la
calamité qui le menaçait. »

Je passe à dessein sous silence la légende de Cénébrun
qui se trouve au livre des *Bouillons*.

En nous arrêtant au cinquième siècle, nous ne
pouvons nous empêcher de jeter un coup d'œil sur les
siècles suivants pour y chercher les traces de notre
Marcellus qui, d'après Sprengel, était encore le *vade
mecum* du clergé français au onzième siècle.

Le manuscrit de Laon est du neuvième siècle et il pro-
vient de la bibliothèque de la cathédrale. Au neuvième
siècle, l'église de Laon, par son enseignement, atteignit
toute sa splendeur, et, comme Charlemagne avait décidé
qu'on enseignât la médecine, il se peut que ce manuscrit
de Marcellus ait été fait à cette époque pour servir de
base à l'enseignement de la médecine dans cette école.

Le clergé continua-t-il longtemps à prendre pour guide
l'ouvrage de Marcellus ? Je ne le pense pas, car Martinez
del Rio, dans son traité : *Disquisitionum magicarum libri*,
place les formules de Marcellus et son livre parmi les
choses magiques qu'il faut condamner, ne pas lire et ne
pas conserver chez soi. Donné dans un ouvrage qui
servait de guide à la jurisprudence des inquisiteurs, ce
conseil n'était pas fait pour donner de la vogue au livre
de Marcellus.

En écrivant ces lignes, j'ai fait tous mes efforts pour
exposer le plus fidèlement possible l'histoire de la méde-

cine dans notre ville pendant les cinq premiers siècles. A cette époque, il faut en convenir, la science médicale de nos aïeux laissait beaucoup à désirer. Cependant ce bagage scientifique, qui ne serait aujourd'hui que le monopole des plus vils et des plus médiocres charlatans, était celui des hommes les plus vertueux, les plus honnêtes et les plus estimés, Jules Ausone et Marcellus. En présence d'une pareille science, je ne puis m'empêcher de clore mon travail par ces mots de M. Brunet : « Tout ceci nous paraît bien puéril et bien ridicule; il ne faut pas cependant trop nous moquer de Marcellus; il croyait ce que croyait le quatrième siècle. Venus plus tard que lui, nous croyons ce que croit notre époque. Le dix-neuvième siècle doit avoir un peu d'indulgence pour le quatrième siècle, afin que dans quatorze cents ans, le vingt-troisième siècle ne le traite pas à son tour avec trop de sévérité. »

Bordeaux. — Imp. G. Gounouilhou, rue Guiraude. 11

67